郭焕章骨伤临证经验荟萃

·主编·

林 勋 邵 敏 李 茜

上海科学技术出版社

图书在版编目（CIP）数据

郭焕章骨伤临证经验荟萃 / 林勋，邵敏，李茜主编.
上海 : 上海科学技术出版社，2025. 1. -- ISBN 978-7-
5478-6829-4

Ⅰ．R274

中国国家版本馆CIP数据核字第2024EA2146号

郭焕章骨伤临证经验荟萃

主编　林　勋　邵　敏　李　茜

上海世纪出版(集团)有限公司
上 海 科 学 技 术 出 版 社 　出版、发行
(上海市闵行区号景路 159 弄 A 座 9F-10F)
邮政编码 201101　　www.sstp.cn

上海新华印刷有限公司印刷
开本 787×1092　1/16　印张 12.75
字数 150 千字
2025 年 1 月第 1 版　2025 年 1 月第 1 次印刷
ISBN 978-7-5478-6829-4/R·3108
定价：80.00 元

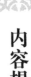

内
容
提
要

　　本书旨在向广大读者介绍青海省中医院骨伤科大家郭焕章
先生在高原中医骨伤科领域的学术思想及实践应用,推广高原中
医骨伤科的理论特点和临床特色。本书的内容涵盖了骨伤科的
基础知识、证候分析、诊疗方法及预防保健等方面,为从事中医骨
伤科临床与学术研究等提供学习参考。

　　本书共分为四章,第一章介绍了郭焕章先生高原骨伤学术思
想的形成背景,重点介绍其在高原环境中独特的研究经历和创新
贡献;第二章论述了高原中医骨伤科的理论特点,特别是郭焕章
先生在脏腑辨证、经络辨证和气血津液辨证方面的独到见解,展
现了先生在辨证施治方面的创新方法和显著疗效;第三章分述了
郭焕章先生在高原中医骨伤科损伤内治方面的临床实践,分述了
先生对颈项部、肩背部、腕肘部、胸胁部、腰骶部及下肢常见损伤
的治疗特点和方法,及其和门人利用家传验方与手法治疗上述具
体疾病的验案;第四章阐述了郭焕章先生外治法的特色,通过具
体案例展示了膏药、散剂和熏洗药在高原中医骨伤科中的应用及
疗效。

　　本书通过理论分析和临床案例,总结并展示了郭焕章先生在
高原中医骨伤科领域的学术贡献与临床成就,在中医骨伤科学中
具有重要的学术及实践参考价值。

编委会

主 编

林 勋 邵 敏 李 茜

副主编

尹占海 郭永忠 胡江滔 高宁阳

主 审

李军茹 郭景哲

编 委

党彦峰 马晓军 梁 勇 赵邦维

周学军 田晓舜 石慧生 马俊英

于 炜 张 琛 李艳艳 买孝林

方 享 李苇苇

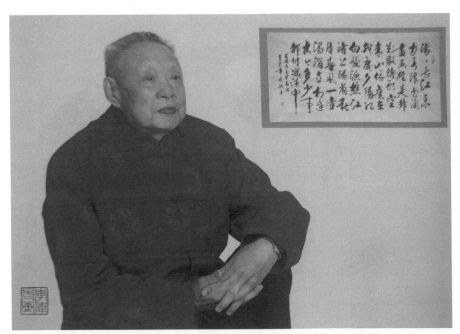

郭焕章先生

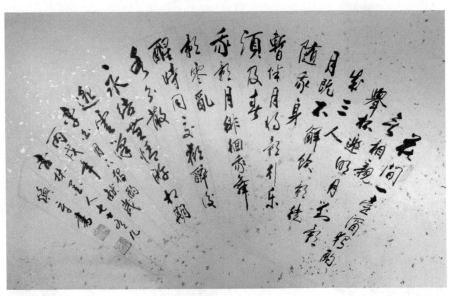

郭焕章先生书法作品

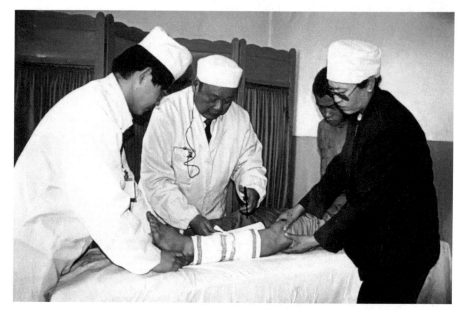

郭焕章先生临床授业

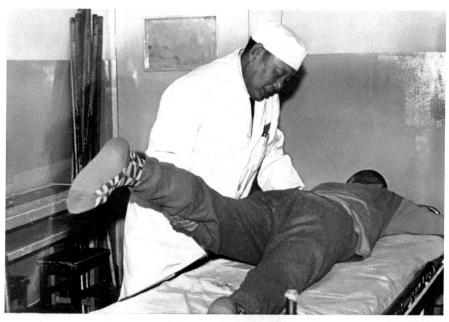

郭焕章先生临床诊疗

目　录

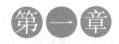

郭焕章高原骨伤学术思想

第一节　郭焕章从医小传

在高原古城西宁，普通老百姓跌打损伤后，常常会为伤者介绍一种青海省中医院自制的黑膏药。这里提到的黑膏药，就是当年青海省中医院骨伤科团队在郭焕章先生带领下，结合高原人民骨伤疾病特点研制而成的医院自制药品之一——二消膏。

郭焕章先生是把"平乐正骨流派"理论和技术带到高原的第一人。郭焕章，字聚奎，汉族，河南省洛阳市孟津区平乐村人，生于1927年，卒于2020年，是著名骨伤科大家郭均甫之侄。郭焕章先生是平乐正骨传承人，曾担任中华中医药学会第一届理事、中华中医药学会青海分会第二和第三届理事兼副秘书长、青海省骨伤学会第一届至第四届主任委员、中华骨科学会理事兼学术部副部长、全国骨伤科外固定学会常务理事、全国骨伤科人才研究会理事、《中国骨伤》杂志顾问、《中国中医骨伤科杂志》编委、光明中医骨伤函授学院顾问、中国国际交流出版社特约顾问编委、世界人物出版社特约顾问编委等职。曾任政协青海省委员会第四、第五届委员。于1990年入选"全国500名老中医专家"，1991年入选首批享受国务院政府特殊津贴专家、省级名医、省级医学首席专家。2006年获中华中医药学会首届传承贡献奖，2007年获国医骨伤名师称号。

郭焕章先生出生于中医骨伤世家，对家传骨伤技艺自小便耳濡目染。1944年背井离乡，从河南洛阳来到甘肃兰州，正式师从家叔郭均甫，系统学习平乐正骨中医理论、骨伤科手法和药物辨证治疗，并学习炮制祖传方药制剂。1947年开始临证，擅长辨证施治骨伤科疑难病、颈肩腰腿痛等骨伤科常见病。1954年郭焕章先生离开兰州，只身一人来到青海。时值新中国成立初期，青海医疗卫生事业百废待兴，中医正骨几乎空白。面对这种局面，郭焕章先生喜忧参半,喜的是一技之长有了用武之地,忧的是自己学业不深,重担难负。但郭焕章先生未向困难低头、决心扎根青海,开展中医正骨工作。在党和政府的大力支持下,1954 年 12 月郭焕章先生开办了青海省第一家中医正骨诊所,为中医正骨做了很多积极的工作。于 1956 年到青海省西宁市苏家河湾担任医疗保健站站长,1958 年调至青海省西宁市公安局收容所任中医师,1961 年调至青海省中医院,其间一直从事中医骨伤工作,是青海省第一批中医骨伤医师。青海省中医院建院初期在郭焕章先生的带领下,创建了全省第一个中医骨伤科。

郭焕章先生临床工作 70 余年,在平乐正骨理论指导下,带领医院团队结合高原气候及人民体质,将家传伤方剂、丸剂、散剂和膏药改良,形成如今青海省中医院骨伤科的常用制剂,如外用膏药:二消膏、二乌膏、消定膏、接骨膏、舒筋丹;口服制剂:金毛狗脊酊、补肾止痛丸、损伤胶囊(1、2、3 号)等,临床应用效果良好,深受患者好评,特别是损伤胶囊(1、2、3 号)处方曾被《中国药典》收录。

郭焕章先生刻苦钻研医道,恪守初心。先生始终以传统的中医理论和家传正骨经验为基础,博采众长,在临床实践中继承和发扬了用手法治疗骨伤科各种疾病的技术。在辨证施治中,主张局部与整体统一、内与外并治、筋与骨兼顾、动与静结合、手法与药物并重。他不断结合高原骨伤疾病特点,常常以传统正骨八法"摸、接、端、提、按、摩、推、拿"指导临床,为发展青海中医骨伤医学作出了杰出贡献。

摸法:亦称摸诊。《医宗金鉴·正骨心法要旨·卷一·外治法》谓:"摸者,用手细细摸其所伤之处,或骨断、骨碎、骨歪、骨整、骨软、骨硬、筋强、筋柔、筋歪、筋正、筋断、筋走、筋粗、筋翻、筋寒、筋热,以及表里虚实,并所患之新旧也。先摸其或为跌扑,或为错闪,或为打撞,然后根据法治之。"摸法主要是通过医者之手,接触于患处,细细循摸,其列为"八法"之首,是为了解损伤的轻重及深浅,为治疗提供诊断依据。郭焕章先生根据前人的经验将摸法所得总结为四句话:"里外皆柔无重伤,里外皆实筋断样,外坚里柔出血多,外柔里坚折端象。"摸法应从伤处周围到局部进行,轻重适宜,避免粗暴,同时需与望诊相结合。

接法:《医宗金鉴·正骨心法要旨·卷一·外治法》谓"接者,谓使已断之骨，合拢一处，复归于旧也。凡骨之跌伤错落，或断而两分，或折而陷下，或碎而散乱，或歧而傍突，相其形势，徐徐接之，使断者复续，陷者复起，碎者复完，突者复平。或用手法，或用器具，或手法、器具分先后而兼用之，是在医者之通达也"。接，连接和接续之意。即运用手法或借助器械，使断骨复续，陷者复起，碎者复完，突者复平的方法。骨折发生后，骨折的类型以及骨折端移位的情况是非常复杂的，接法即是对各种骨折复位方法的总法。

端法：《医宗金鉴·正骨心法要旨·卷一·外治法》谓"端者，两手或一手擒定应端之处，酌其重轻，或从下往上端，或从外向内托，或直端、斜端也。盖骨离其位，必以手法端之，则不待旷日持久，而骨缝即合，仍须不偏不倚。庶愈后无长短不齐之患"。端法，主要是通过手法操作来加大骨折断端的角度以及扩大畸形后顺势复位，以使骨折达到复位的一种治疗骨折脱位的方法。

提法：《医宗金鉴·正骨心法要旨·卷一·外治法》谓"提者，谓陷下之骨，提出如旧也。其法非一，有用两手提者，有用绳帛系高处提者，有提后用器具辅之不致仍陷者，必量所伤之轻重浅深，然后施治。倘重者轻提，则病莫能愈；轻者重提，则旧患虽去，而又增新患矣"。提法又称为牵引法，是治疗筋骨损伤以及关节脱位的必施之法。此法是筋骨取直之法，凡搭叠之骨离此不能复位，粉碎之骨离此不能完整，脱臼之骨离此不能复归。在临床具体应用时，应本着"轻者不重提，重者不轻提"的原则进行灵活治疗。

按摩法(按法和摩法)：《医宗金鉴·正骨心法要旨·卷一·外治法》谓"按者，谓以手往下抑之也。摩者，谓徐徐揉摩之也。此法为皮肤筋肉受伤，但肿硬麻木，而骨未断折者设也。或因跌扑闪失，以致骨缝开错，气血郁滞，为肿为痛，宜用按摩法，按其经络，以通郁闭之气，摩其壅聚，以散瘀结之肿，其患可愈"。按法，是指一手在后把持骨折上端，另一手在前按错位的骨折下端，将其按回原位，有筋骨复归原位之作用。摩法，是指医者用手徐徐揉摩患处，具有通经活络、祛瘀止疼的作用。临证时，两法常联合使用，多用于软组织损伤、骨折以及脱位后期的治疗。

推拿法(推法和拿法)：《医宗金鉴·正骨心法要旨·卷一·外治法》谓"推者，谓以手推之，使还旧处也。拿者，或两手一手捏定患处，酌其宜轻宜重，缓缓焉以复其位也。若肿痛已除，伤痕已愈，其中或有筋急而转摇不甚便利,或有筋纵而运动不甚自如,又或有骨节间微有错落不合缝者,是伤虽平,而气血之流行未畅,不宜接、整、端、提等法,惟宜推拿,以通经络气血也。盖人身之经穴,有大经细络之分,一推一拿,视其虚实酌而用之,则有宣通补泻之法,所以患者无不愈也。"推法,是指医者用手缓缓推动患处肌肉,使推动之力作用于皮肤肌肉之间,具有疏通气血、缓解肌肉痉挛、消肿止痛的作用。拿法,是指医者用手指挟住患处肌肉进行一提一放的操作手法,具有调理气血、通经活络和散瘀止痛的作用。推、拿两法主要应用于各种软组织损伤治疗。在临床上,两法多联合应用,或和按、摩手法相结合应用。

第二节　郭焕章高原骨伤学术特长

郭焕章先生强调,中医骨伤科必须以中医基本理论为依据,坚持"整体论"和"辨证观",要形成整体辨证思维。如清代孟今氏《医医医》中所言:"医道最可怪而又可笑者,莫如内外分科,不知始于何时何人。试思人身不能外经络、躯壳、筋骨、脏腑以成人。凡病变不外六淫七情以为病。试问外科之症,何一非经络脏腑所发?原无谓内外也。"骨伤科疾患虽然是局部病变,但要确立整体辨证的观念。根据伤情辨证分析,采取不同的治疗措施,或局部,或全身,或局部与全身结合,给予整体上的治疗,这样才能保证疗效。

此外亦重视气血辨证。对于骨伤科的内伤症的治疗上,先生认为:应分伤气、伤血及气血两伤,在此基础上或根据伤势情况再分为伤腠理、伤经络、伤筋骨、伤脏腑等。《正体类要·序》云:"肢体损于外,则气血伤于内,营卫有所不贯,脏腑由之不和,岂能纯任手法而求之脉理,审其虚实以施补泻哉。"由于气血循行于经络脏腑且相互依存、相互资生,不能截然分开。伤气必然伤血,伤血必然伤气,不过两者所伤程度不同而已,单纯的伤气或伤血临床上是不多见的,而气血均伤者居多,因此在治疗中强调气血兼顾而有所偏重。"气为血帅,血为气母",两者有其相互依存关系,故即使单纯的伤气或伤血,在临床用药中也应二者同时兼顾。尤其在青海地区,高原缺氧、饮食特点等会产生不同于平原地区的疾病特点,青海省地处青藏高原,平均海拔3 000米以上,属于高原大陆性气候。其气候特征是:日照时间长、辐射强;冬季漫长、夏季凉爽;气温日较差大,年较差小;降水量少,地域差异大,东部雨水较多,西部干燥多风,缺氧、寒冷。其特殊的地理位置造就了青藏高原以"高寒缺氧、低压、干燥、强紫外线"为主要地理气候特征,严酷的自然条件对人类生存造成不利影响。青藏高原流行病学调查研究证实,有 4%~5% 高原居民患有慢性高原病。慢性高原病在人群中的发病率具有明显的差异性,这些差异可能与遗传因素、性别、劳动强度、海拔以及生活习惯等有关。如高原世居者与平原移居者相比,胸廓更为宽大,肺总量增加。研究发现久居高原的居民较少发生红细胞过度增多和严重的低氧血症,但其血液系统会有因代偿带来的一些弊端情况,比如血黏度增加等,故其在创伤治疗方面活血药物种类和剂量上都很具特色。慢性高原病患病率随海拔升高而增高,慢性高原病的发生需较长的高原居住时间,一个健康汉族持续居住高原到发病需数年,藏族发病通常要更长时间。慢性高原病男性的发病率约为女性的 4 倍,劳动强度高的人群患慢性高原病风险显著高于劳动强度低的人群,慢性高原病患者中,高强度劳动者占 53.9%。研究还显示,吸烟人群患慢性高原病的概率是不吸烟人群的 3 倍。

郭焕章先生认为,体质作为疾病发生的内在因素,在慢性高原病发生发展与转归的整个过程中都起着重要作用。郭焕章先生发现青海地区患者中,瘀血体质和气虚体质的患者患病后肿胀、疼痛等症状表现更为明显,且随着病情的加重,患者对缺氧的代偿调节发生障碍,气虚现象更加严重。随着疾病的发展,体质转化规律为虚实夹杂,以虚为主,先虚后实。郭焕章先生在临床诊断、治疗、康复过程中始终关注和调和这些因地域特点带来人体功能异常。

在临床中重视以气为先,气血兼顾的辨证与治疗。如《正体类要·序》所言:"求之脉理,审其虚实,以施补泻。"故除局部施以外治时需考虑气血,还要根据受伤部位、时间、经络循行及脏腑证候;内治时重视气血的调治。此外就伤血来说,有失血与瘀血之分。失血属虚宜补,伤血常伴瘀滞需破。《黄帝内经素问·阴阳应象大论》:"先痛而后肿者,气伤形也;先肿而后痛者,形伤气也。"郭焕章先生在一些术后患者常常使用四物汤加入一些益气理气之药治疗,养血补血不忘益气理气。对于青壮年瘀血,郭焕章先生认为多属实宜破(泻),如腰椎压缩性骨折患者血瘀于腰部,导致疼痛、大便闭结等情况,常常用桃红四物汤结合承气汤类使用。同样是失血,由于损伤的部位、时间长短、失血多少、身体强弱及脏腑虚实的差异,可出现不同的证候。对于这些不同情况,内外兼顾时,在治疗过程中根据伤之新老、伤势轻重、伤者年龄、身体强弱等不同情况,郭焕章先生在诊治中常兼顾气血,灵活运用、通常达变。

在血相关病证的辨证上,郭焕章先生认为高原多瘀,伤科疾病中要加大化瘀之力,力小往往杯水车薪。慢性高原病是严重影响高原移居者健康的疾患,会造成血黏度增加,微循环和小静脉压力增高,加之长期缺氧致毛细血管损害,血管的通透性增加,甚至出现毛细血管渗漏,致水分由血管进入到组织间隙,血浆量明显减少,血液处于浓缩状态,致血细胞比容维持较高水平。鉴于此种情况,先生认为青海地区患者血瘀情况往往较平原地区患者的表现严重,创伤患者肢体肿胀,瘀血情况更明显。故在创伤后活血化瘀药的使用往往体现出量大,种类丰富的特点。

郭焕章先生在临床中重视手法的应用,为总结行之有效的手法,终身注重资料收集,并反复探讨研究,使之更具条理化和实用性,始终围绕上述目的进行规划、设计、改进、提高。他总结了一套中西医结合治疗骨折、手法复位、夹板固定及早期功能锻炼的一些新方法、新经验,提高了整复手法的科学性和技巧性。对不同骨折提出不同整复手法及固定方法,用最简便的方法和器械,达到了较高的诊断和治疗水平。

在伤科疾病的治疗原则上,他强调局部与全身兼顾,重视气血同调、手法与药物并用。在治疗方法上,先生始终坚持简捷、实用、痛苦少、愈后好的手法治疗方案。通过多年实践,晚年郭焕章先生为便于传承、推广,在治筋手法上总结了"按、揉、搓、拍、打、擦、推、点、扳、拉、摇、抖"的理筋十二法。

按法:用单手或用双手按压,按时由浅入深,由轻到重,使患部有酸、胀、麻、痛感。有时可凭借术者自身重量,以补两臂腕力之不足。起理筋活血之作用,适用于急性腰扭伤,臂肌筋膜炎等。

揉法:用拇指腹及大小鱼际肌在痛点上旋揉,可配合按法并用药物(展筋丹)效果更好。起理筋舒筋作用,适用于骨折愈合后肌肉肌腱粘连等情况。

搓法:用手置患部作上下或前后搓动,动作协调轻快,力量均匀连贯。可舒筋活络,调和气血,松弛肌肉,解除疲劳。适用肩周炎及骨折术后肌肉粘连等情况。

拍打法（拍法和打法）：用手掌拍打患处，可循经拍打，用力须均匀轻巧。有祛风寒，解痉挛的作用。适于腰背、大腿筋骨疼痛等症。

擦法：用手背掌指关节突出部，在体表滚动，或以小鱼际掌侧面和小指的掌指关节侧方接触患部，做旋转滚动。有促进局部气血循环作用，适用于腰背、大腿等肌肉丰厚的部位，可与揉搓合用。

推法：是指医者用手缓缓推动患处肌肉，使推动之力作用于皮肤肌肉之间，具有疏通气血、缓解肌肉痉挛、消肿止痛的作用。适用于颈、腰椎间盘突出导致的神经放射性疼痛。

点法：用指尖或中指近节或肘尖，在经穴上点按，以痛为腧，循经施法。如肩周炎用指点，梨状肌损伤用肘尖点等。起活血化瘀通经活络，促进局部无菌性炎症吸收作用，适用于肩周炎，肱骨外上髁炎，梨状肌综合征等疾病。

扳法：用一手推按腰部，另一手前臂托住患者大腿向上扳，使腰背伸，也可斜板配合旋转。可起到理筋整复，松解腰椎小关节的作用，适用于腰扭伤，腰椎间盘突出，腰椎后关节紊乱等。

拉法：常和助手配合，对抗牵拉。有利于软组织粘连的松解和症状缓解，适用于关节粘连。

摇法：分为术者单手摇、助手摇和自身摇三种，活动范围由小到大，力量保持均称。起通经活络的作用。适用于四肢关节及颈部损伤致使活动受限者。

抖法：术者一手握患肢远端，轻轻抖动，像抖绳一样，波浪起伏。常在摇后选用，使肌肉进一步放松，促进功能恢复，常在其他手法后使用。

郭焕章先生在临床应用时常合并使用，灵活掌握。如对肱骨外髁关节内骨折翻转移位，或肱骨内上髁骨折片夹入关节腔内，以及其他一些关节内骨折。首先分析骨折片所附着之肌肉肌腱结构，指导患者配合主动屈伸关节下结合大牵引力度及不同复位角度，让骨折片移除关节间隙内，也就是利用"八法"中的"提"法。再采用"理筋十二法"的"推、按"法，使之复位。正骨理筋法简练、易行、预后好，通过不断临床很快就能掌握其稳、准、轻、快的特点。

在用药方面，先生强调要因时、因地、因人辨证。伤科疾病，多为外界暴力作用于人体所致，使肌体的某个局部发生损伤，引起伤筋、伤骨、伤气、伤血等。除局部损伤外，同时还涉及其他经络脏腑或整个机体。治疗用药需从整体出发,既要注意局部损伤,又应注意全身状况。在实施手法整位、夹板固定或功能锻炼等外治的同时,应根据患者的病情分早、中、后三期合理用药。早期:骨折后,经脉受伤,气血受损,血离经脉,肿胀、疼痛,治以活血化瘀,消肿止痛为主。内服药有当归、桃仁、红花、川芎、乳香、没药等。如积血不散,瘀而发热,局部红肿热痛,可加清热凉血之类药,如牡丹皮、金银花、蒲公英等。中期:多为骨折一周后,肿胀基本消退,气血始将恢复,断端开始初步愈合过程,但瘀血仍未化尽,经脉尚未畅通,用药以养血通络,强筋壮骨为主。后期:骨折已在愈合,但筋骨尚未坚强,久病气血两亏,关节功能尚未完全恢复,则以滋阴补肾、强筋壮骨等。多年来,郭焕章先生在继承父辈经验的基础上,不断总结创新,如对"损伤散""消定膏"以及其他内服外用的家传方剂进行改进,用药更为合理,疗效更加明显。

在学术研究上,先生坚持衷中参西,广纳博采,克服门户之见,汲取各家之长。倡导走中西结合的道路,认真学习新知识、新技术,包括西医诊断中先进设备和技术手段的运用,重视发挥西医在诊治骨伤疾患方面的独到特点,不断促进中医骨伤科的发展。

郭焕章先生认为高原居民多食肥甘,导致脂质代谢及嘌呤代谢紊乱,主要表现为胆固醇、血尿酸增高,伴随病情进展可能进一步影响患者的血液、心肺功能,影响人体感觉、睡眠,损害记忆和认知功能,严重者出现多脏器功能衰竭,发展成严重的系统性疾病。先生常把其归入瘀浊,用药体现为化瘀清浊的学术思想。

在70年临证中郭焕章先生形成了局部与整体统一,手法和药物结合,首辨气血后兼瘀浊的学术思想。

(郭永忠)

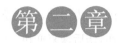

郭焕章骨伤科理论特点

第一节　郭焕章脏腑经络的辨证特点

郭焕章先生认为脏腑辨证,是应根据脏腑的生理功能和病理特点,辨别脏腑病位及脏腑阴阳、气血、虚实、寒热等变化,为治疗提供依据的辨证方法;是在认识脏腑生理功能、病变特点的基础上,将四诊所收集的症状、体征及有关病情资料,进行综合分析,从而判断疾病所在的脏腑部位及其病性来指导诊断和治疗。人体是以五脏为中心,通过经络系统把六腑、五体、五官、九窍、四肢百骸等全身组织器官联系成相互关联的一个整体。

骨伤科疾病有其自身特点,创伤类疾病虽多为外力伤害等外在因素所致。但各脏腑功能对外伤机体反应程度,预后快慢都有一定影响。外伤疾患会由于皮肉筋骨损伤而引起气血瘀阻,经络阻塞或津血亏损。瘀血邪毒由表入里,会影响导致脏腑异常;骨病类亦可由于脏腑不和,由里达表引起经络、气血、津液病变,导致皮肉筋骨出现病损。

在骨伤科的脏腑辨证方面,先生对肝、脾、肾三脏非常重视,三脏中又首重脾脏,尤其认为脾胃亏虚,对骨伤疾病的发病及治疗愈后有着不可忽略的影响。脾胃为后天之本,气血生化之源,脾主肌肉。脾气旺盛,则四肢肌肉坚实,机体不易受伤。脾胃虚弱,运化乏力,消化吸收障碍,则气血化生不足,筋骨失养失衡,不但容易受伤,伤后疾病也不易恢复,且治疗难度也会相应加大。故治疗上郭焕章先生常常注重调理脾胃。

脾与胃相表里,同为消化系统的重要脏器,《黄帝内经素问·灵兰秘典论》曰:"脾胃者,仓廪之官,五味出焉。"脾胃运化水谷精微,为生化气血津液之源,故称为"后天之本"。运化主要是脾的功能,因此《素问集注·五藏生成》曰:"脾主运化水谷之精,以生养肌肉,故合肉。"脾虚不运则后天失调,人体的各项生理功能均致低下,正如《黄帝内经灵枢·本神》所说"脾气虚则四肢不用"。四肢疲惫，肌肉瘦削，无力举动，一旦受伤，恢复较难。脾运健则体实，四肢坚强有力，既不易受伤，伤后恢复亦快。郭焕章先生认为损伤易瘀阻于肌肉，瘀当驱逐，然而尚须补脾以生肌长力，充益气血生化之源，有助于损伤的修复。明代薛己《正体类要·正体主治大法》提到伤后宜及时调补脾土为妥。另外郭焕章先生认为败瘀归肝，肝阳偏亢易克伐脾土；而逐瘀之剂峻猛，用之不当也易损及脾气，脾胃失运则不易复元，不可不察。损伤后期气血未复也往往可见脾虚不运的症状，常须调理脾胃以养正气而收全功。

胃为"水谷之海"，主受纳，腐熟水谷，胃为六腑之一。《黄帝内经素问·五脏别论》曰："六腑者，传化物而不藏也。"郭焕章先生认为胃以通降为和。胃部受损则气滞瘀阻，胃失通降，不仅脘腹胀闷疼痛，而且因胃气上逆出现恶心呕吐，若有败血外溢则如《三因极一病证方论》中提到"色黑如豆汁"。胃既受损，无以受纳水谷，必将影响后天生化之源而不利于康复，即使是它处受伤，遣方用药也必须时时顾及胃气，《景岳全书·杂证谟·脾胃》曰："凡欲治病者，必须常顾胃气。胃气无损，诸可无虑。"

"肝藏血、主筋"，若肝藏血功能失调，易导致血虚，不能濡养筋骨，而导致筋骨疾患。王冰认为："人动则血运于诸经，人静则血归于肝脏。"郭焕章先生认为跌打损伤则不分何经败血凝滞，恶血必归于肝。血瘀归肝，肝阴暗耗，肝阳失其制约即易升腾上犯，易急怒、烦躁或咯血吐血，或头晕不支，甚或动风抽搐。肝血不足，又易目眩昏花、筋脉拘急，症见震颤、瘛疭不安等。

肝主筋，肝"淫气于筋"，而使筋能束骨屈节。肝主疏泄，是调节气机升降出入的重要器官。肝的疏泄功能正常，则气机调畅，血脉和顺。挫伤胸胁之时易使肝气失畅，进而气机郁滞致血行受阻，或因损伤瘀阻可致肝郁不畅，胁肋胀痛。肝痛及胆，肝失疏泄，胆汁泌泄受阻，可见口苦，胁下胀满。肝气横逆，犯及脾土，则纳差，食谷不化。胁部损伤，胁下瘀积，肝失条达，肝木亢盛，木火刑金，也可影响及肺，肺失宣降，上逆为喘，甚则肝火上炎，以致咳吐痰涎带血。在治疗中不可不查，郭焕章先生经验方"右胁损伤方、左胁损伤方"中皆有体现。

肾藏精，生髓充骨，与人体骨骼的生长发育、坚固强弱有密切关系。"骨为干"，是人体的支架。因此《黄帝内经素问·六节藏象论》曰："肾者……其充在骨。"肾位于腰部，所谓腰为肾之府。肾虚肾精不足则不能温煦滋养腰膝,腰痛是骨伤科的常见病,《医宗必读·腰痛》中认为腰痛"有寒湿,有风热,有挫闪,有瘀血,有滞气,有痰积,皆标也;肾虚其本也"。《景岳全书·腰痛》也认为"腰痛之虚证,十居八九"。说明在多数情况下,有肾虚之本才会发生腰痛。青少年少见腰痛,老年多发腰痛也说明这一点。所以论治当顾肾虚之本。肾之所居深在,直接受损的机会不多,若遇伤损则瘀阻肾内,影响肾司其职,表现较为明显的是对津液输布、排泄调节作用的障碍。《黄帝内经素问·逆调论》曰:"肾者水脏,主津液。"特别是尿液的生成排泄,与肾中精气的蒸腾气化直接相关,肾脏受损多见尿行失畅。肾"主骨生髓",为先天之本,肾精充足,可以生髓强骨;如肾精亏虚,则骨髓生化乏源,骨无以充养。故此郭焕章先生认为,在骨质疏松(骨痿)以及骨折后骨不连的治疗,需从补益肾脏入手。

郭焕章先生临床中除了关注肝脾肾外,其他脏腑也从不忽视。《黄帝内经素问·至真要大论》曰:"诸痛痒疮,皆属于心。"郭焕章先生认为,疼痛因瘀滞所生,血脉瘀滞则使心主不畅;心郁火盛能躁扰心神而烦躁不安。外伤后期多由于阴血被耗,心失所养,出现心悸、虚烦失眠等症,在治疗中常需兼顾。《血证论·跌打血》曰:"跌打最危险者,则有血攻心肺之症。血攻心者,心痛欲死,或心烦乱,或昏迷不省人事。"郭焕章先生认为血攻心者兼指损伤瘀积重着,瘀血攻心,在损伤重症中可见到患者会发生一时性的神志异常,昏倒不知人事,或者烦躁狂妄等,与厥脱证类似。在治疗上,重视早期的固定以避免损伤加重,损伤严重者早期会使用补血益气的当归补血汤、益气养阴的生脉散,甚至温阳固脱的参附汤,预防创伤后休克等厥脱证的发生。损伤后期多由于阴血被耗,心失所养,出现心悸怔忡、虚烦失眠等症,常常使用酸枣仁、柏子仁等养心安神,茯苓、远志交通心肾。

郭焕章先生认为肺居胸中,主一身之气。肺朝百脉,即依赖于肺气的输布和调节,辅助心君,推动和调节血液运行。《黄帝内经素问·灵兰秘典论》曰,肺是"相傅之官,治节出焉"。治节即概括了有节奏的呼吸,随之调节气的升降出入,进而辅助心君,调节血运及其宣发和肃降,同时调节津液的输布、运转和排泄。胸胁损伤后气滞血瘀皆可致肺气失于宣肃,瘀血壅塞气道,或乘袭肺络,出现咳嗽、胸闷、喘促、短气等症状。在治疗中活血化瘀不忘理气、理气兼顾宣肺化痰。

肠有小肠、大肠之分,小肠受盛化物,泌别清浊,摄取精微,糟粕则由大肠传化而出。腹部受伤，肠的功能失调，小肠失于受盛，食入作痛、作胀、完谷不化，故有呕吐泄泻。大肠不能传化则便秘干结。损伤若重，瘀积郁而化热，热移小肠可见小便短赤。热重伤津耗阴，可致大肠传化障碍，而生便秘。

膀胱位于少腹中央，在肾的气化作用下贮尿和排尿，少腹损伤多伤及膀胱，瘀血内阻，气化不利，则癃闭，解尿不畅，尿频尿急或尿血刺痛。

郭焕章先生在创伤骨病的诊断治疗方面有时也应用经络学说来指导诊疗，认为《内经》已把筋骨病按不同部位列于十二经脉，在创伤方面到明代就形成了以经络学说作为主要理论依据的伤科学派。在骨痛疽和骨肿瘤的诊断治疗上，往往依据所发的部位，所属的经络寻求所联系的脏腑而进行辨证施治。认为人体是由五脏六腑、四肢百骸、五官九窍、皮肉筋骨等组成。机体内外，上下协调统一，构成有机的整体的这种有机配合，相互联系，主要是依靠经络的沟通、联络作用实现的。经络有传送气血、濡养各组织器官的作用。《黄帝内经灵枢·本脏》曰："经脉者，所以行血气而营阴阳，濡筋骨，利关节者也。"损伤多发生于局部，而影响所及可达全身，这就是由于通达躯干四肢、左右上下的经络失和所致。经络内联脏腑，外络肢节，肢节伤损，脏腑必受其累。

郭焕章先生在治下颌关节疼痛的小续命汤、升麻汤及补中益气汤三方中，体现出了经络辨证的思想，认为头为诸阳之会，手三阳从手走头，足三阳从头走足。下颌关节位在面部，更多阳经经过，其疼痛一病，认为以阳经之地发病，需顾护经络阳气为入手点，升举阳气为重。小续命汤人参、附子、肉桂、麻黄取益气助阳之功。升麻汤及补中益气汤，黄芪、升麻的升发清阳，益气升阳等用法，值得让后学细细品味。

第二节　郭焕章气血津液辨证特点

郭焕章先生在骨病骨伤中同时重视气血津液辨证，认为气血津液是脏腑正常生理活动的产物，受脏腑支配，同时它们又是人体生命活动的物质基础，一旦气血津液发生病变，它不仅会影响脏腑的功能，亦会影响人体的生命活动。反之，脏腑发生病变，必然也会影响气血津液的变化。此外，伤科疾病首伤筋肉,不离气血。气血津液辨证可分为气病辨证、血病辨证和津液病辨证。

郭焕章先生在气血辨证方面,常常结合高原特点,认为骨病骨伤疾病中常需区分气虚证、气陷证、气滞证和气逆证。

气虚证是指体内营养物质受损或脏腑功能活动衰退所出现的证候。患者常有头晕目眩、少气懒言、疲倦乏力、自汗,活动时诸症加剧,舌淡、脉虚无力等表现。认为其病因病机,多由久病、饮食失调、或年老体弱等因素引起。此类患者在骨伤的诊疗中需兼顾处理,而不能仅考虑骨折筋伤。

气陷证是气虚病变的一种,以气虚无力升举为主的证候。患者常伴随着头昏眼花、少气倦怠、腹部有坠胀感、脱肛或子宫脱垂等,舌淡苔白,脉虚弱。认为其气虚则脏腑功能衰减,出现清阳不升,气陷于下,升举无力,内脏下垂。郭焕章先生在头部损伤患者后期头疼治疗中有所体现,其经验方柴胡细辛汤中,使用柴胡、细辛药对以达升阳理气,配合活血药,以助化瘀止痛之效。

气滞证指体内某些部位或某一脏腑气机阻滞,运行不畅引起的病变证候。患者常常有闷胀、疼痛、时重时轻、走窜不定,得嗳气或矢气后胀痛减轻。其病机主要为外感六淫,或内伤七情,或饮食劳倦,或跌扑闪挫等皆可引起气机不畅,出现气滞证。

气逆证指气上逆不顺而出现的病变证候。一般多见肺、胃、肝之气上逆。肺气上逆主要以咳嗽、喘息为特征;胃气上逆主要以呃逆、嗳气、恶心、呕吐为特征;肝气上逆主要以头痛、眩晕、昏厥、呕血为特征。

此外在骨伤科疾病临床上,郭焕章先生认为应先分伤气、伤血及气血两伤之不同,再根据伤势情况分为伤腠理、伤经络、伤筋骨、伤脏腑等。由于气血循行于经络且相互依存,相互资生,因此不能截然分开。由"气为血帅,血为气母"的相互依存关系,伤气必然伤血,伤血必然伤气,不过是有两者所伤程度不同而已。单纯的伤气或伤血在临床上是不多见的,而气血均伤者居多,遂在治疗中强调要气血兼顾而各有所偏重。郭焕章先生认为在青海地区,高原缺氧,会产生一系列不同于平原地区的疾病特点,在临床中更要重视气的辨证与治疗。尤其在胸胁部位受伤治疗中活血不忘理气、利气、顺气。其治疗胸胁部损伤之经验方"五号损伤散"中,以归尾、延胡索、穿山甲(今多用石见穿代)活血破瘀,没药、木香、枳壳、柴胡理气顺气,白芥子利肺气。

局部受伤,牵涉整体。由于经络内联脏腑,外络支节,气血营卫通路受阻,所谓"且肢体损于外,则气血伤于内,荣卫有所不贯,脏腑由之不和",故除局部施以外治,还要根据受伤部位、时间、经络循行及脏腑症候,给予必要的内治。就伤血来说,有失血与瘀血之分,失血属虚宜补,瘀血属实宜破(泻);同样是失血,由于损伤的部位、时间长短、失血多少、身体强弱及脏腑虚实的差异,可出现不同的证候。同样瘀血也有一系列证候表现,对于这些不同情况,内外兼顾,在治疗过程中根据伤之新老、伤势轻重、伤者年龄、身体强弱等不同情况,在诊治中要灵活运用、通常达变。在其经验方散瘀活血汤、加味活血汤、瘀血作祟汤中,有瘀之轻重、瘀之部位、兼之脏腑不同而立方遣药。

此外郭焕章先生在血的辨证方面,还兼顾血虚证、血瘀证和血热证。

血虚证,指机体内血液亏虚所引起的症状。患者常伴有面色萎黄或苍白、唇色淡白、神倦乏力、头晕眼花、心悸失眠、手足麻木、妇女经量少、延期甚或闭经,舌质淡、脉细无力。主要以患者外伤出血,久病耗伤,或病失血(吐、衄、便、尿血、崩漏等),或后天脾胃虚弱,生化不足等诸因皆能令人血虚。在其经验方加味八珍汤、姜黄桂枝细辛汤中,行气活血时常伴党参、白术、当归、熟地等以不忘补益气血。

血瘀证,凡体内血行受阻,血液瘀滞,或血离于经而瘀阻于体内所引起的病变证候,均属血瘀证。其症状局部痛如针刺,部位固定、拒按,或有肿块,或见出血、血色紫暗、有血块而色晦暗,口唇及皮肤甲错,舌质紫暗或有瘀斑,脉涩等。其病因除了外伤直接损伤经脉组织致血瘀发生外,还应注意因气滞而血瘀,或血受寒而脉阻,或热与血相结,或外伤等血溢于经,导致瘀血内停,出现的血瘀证。

在血瘀方面,郭焕章先生早年就注意到,久居及刚到青海不同时间人群的气滞血瘀型患者中瘀滞程度的不同,适应选择不同的活血药及不同剂量。在其《伤科一百方》中1号、2号和3号损伤方中,活血化瘀药的使用种类和使用量有充分的体现。

血热证指血分有热,或热入血分的证候。患者常有心烦、躁扰发狂、口干喜饮,身热以夜间为甚,舌红绛,脉细数,或见吐、衄、便、尿血及斑疹等,妇女月经提前、量多、色深红等。多见于外感热邪侵入,或五志郁火等所致。血分热盛,心神受扰,故烦躁,甚则发狂;血属阴,热入于内,入夜交争甚,所以发热至夜尤甚;阴血受灼,则口干喜饮;热盛血耗,不能充盈于脉,故脉细数;热迫血妄行,血络受损,必见出血,妇人月经亦必见量多而提前等。

在伤科诊疗过程中,尤其在外伤大失血时,在津液辨证方面,郭焕章先生重视急则治其标,中西医并重为其特点,对骨折创伤失血患者主张紧急液体复苏。在术后感染发热患者,以及关节积液、肢体组织肿胀的诊断治疗中,亦兼顾津液辨证。认为津液是人体维持生命活动所必需的营养物质和动力,因此,它们的不足和运行输布失常是疾病基本病机的重要组成部分。津液辨证是八纲辨证在气血津液不同层面的深化和具体化,也是对病因辨证的不可或缺的补充。

各种原因所致水液代谢障碍不仅会对骨伤骨病产生影响,同时人体水液代谢异常也会容易导致一些骨病。津液病变,一般注重津液不足和水液停聚两方面。津液不足证又称津伤证,是指津液受劫所致的病变证候。患者会有唇、舌、咽喉、皮肤干燥,肌肉消瘦,口渴,便秘、尿少,舌红少津,苔薄黄,脉细数。患者多因大汗、出血、吐泻、多尿以及燥热灼伤津液等所致。水液停聚证多由肺、脾、肾和三焦等脏腑功能失常,使津液代谢发生障碍,造成水湿潴留,而形成痰、饮、水肿等病证。积水成饮,饮凝成痰;痰者稠黏,饮者清稀。虽二者皆由津液停聚而致,但痰与饮临床表现却颇多差异。郭焕章先生在临床上,对一些骨折恢复期肌肉粘连、关节功能影响、反复发作的膝关节滑膜炎、久病的痛风关节炎、类风湿关节炎的诊治中,融入痰证的辨证。日常诊疗中一般分为风痰、热痰、寒痰、湿痰和燥痰等。其认为风痰常为阴虚阳亢,风阳内动,嗜食肥甘,痰涎内盛,痰盛而动风。症见头晕目眩,喉中痰鸣,突然仆倒,口眼歪斜,舌强不语,四肢麻木,偏瘫等。热痰为热邪入侵或阳气亢盛,炼液成痰,痰热互结而成。症见烦热,咳痰黄稠,喉痹,便秘,或发癫狂,苔黄腻,脉滑数等。寒痰为感受寒邪,或阴盛阳衰,水津结而成寒痰,或痰与寒结为病。症见畏寒厥冷,咳吐稀白痰,四肢不举,或骨痹刺痛,脉沉迟等。湿痰为脾虚不运,湿聚成痰,痰湿并而为病。症见胸痞,纳少,呕恶,痰多,身重困倦,脉濡滑,舌苔厚腻等。燥痰为燥邪内干,或热灼伤津化燥,炼液而成痰,燥与痰合而为病。症见咯痰黏稠如块、如珠、如线,量少,难咯,甚或痰中带血丝,口鼻干燥,咽干痛,便秘,脉细数而滑,舌干少津。

在饮证辨证中,常考虑痰饮、悬饮和溢饮之不同。痰饮为中阳不振,水湿内停聚而成饮,留于胃肠。症见胸胁支满,胃脘有振水声,呕吐痰涎清稀,口不渴或渴不多饮,头目眩晕,心悸短气,苔白滑,脉弦滑等。悬饮为阳不化水,水饮留于胁肋。症见胁痛,咳唾更甚,转侧呼吸牵引而痛,肋间胀满,气短息促,脉沉而弦。溢饮为阳气不振,脾肺输布失职,水湿成饮,流溢于四肢肌肉。症见肢体疼痛而沉重,甚则肢体水肿,小便不利,或见发热恶寒而无汗,咳喘痰多上逆,胸满气促,倚息不得平卧,浮肿多见于面部,痰津多而色白,苔白腻,脉弦紧。

在重视气血津液的基础上,郭焕章先生强调既要全面继承,又要灵活运用,不断创新。在检查治疗中,需从整体出发,除注意局部损伤外,还应注意全身状况。在实施手法整位、夹板固定或功能锻炼等外治的同时,应根据患者的病情分早、中、后三期合理用药。多年来,郭焕章先生在继承父辈经验的基础上,不断总结创新,如对"损伤胶囊""消定膏"以及其他内服外用的家传方剂进行改进,使之用药更为合理,疗效更加显著。

(郭永忠)

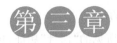

郭焕章高原骨伤疾病内治特点

中医学对损伤早就有了认识,例如甲骨文卜辞和器物铭文中,就有疾胫、疾止、疾骨等伤患的记载。周代《周礼·天官》描述疡医主治肿疡、溃疡、金疡、折疡四大证,可见当时已将开放性创伤和骨折进行分类诊治。《礼记·月令孟秋》则进一步将损伤分为伤(发伤)、创(肉创)、折(骨折)、断(骨肉皆断离)四类。在骨伤科疾患的分类上,历代医家对骨折、脱位、伤筋隶属于骨伤科是比较一致的,有关骨伤科的经典著作都阐述伤折、脱骱、恶血留内、瘀血伤筋等证。损伤无论在日常生活或战争时期都十分常见,从筋肉扭伤到复杂性骨折,都会引起人体内部气血、经络、脏腑的一系列变化。但轻重程度有所不同,轻者只是局部的损害,或生理上的功能紊乱,全身反应极小,临床表现较轻,通常只有疼痛、肿胀、瘀斑等局部症状与体征;重者常有组织解剖上的器质性损害,可以表现很突出的全身性反应,出现严重的局部与全身证候,甚至危及生命。皮肉筋骨的损伤,在伤科疾患中最为多见,一般分为"伤皮肉""伤筋""伤骨",但又互有联系。

(1)伤皮肉的发生,或破其皮肉,是犹壁之有穴,墙之有窦,无异门户洞开,易使外邪侵入;或气血瘀滞逆于肉,则因营气不从,郁而化热,有如闭门留邪,以致瘀热为毒;亦可由皮肉失养,导致肢体痿弱或功能障碍。

(2)伤筋,《杂病源流犀烛·筋骨皮肉毛发病源流》中说:"筋者,所以束节络骨,绊肉绷皮,为一身之关纽,利全体之运动者也,其主则属于肝,故曰筋者,肝之合。按人身之筋,到处皆有,纵横无算。而又有为诸筋之主者曰宗筋。""筋之总聚处,则在于膝。《灵枢》云:'诸筋者,皆属于节。'""所以屈伸行动,皆筋为之。"因此,筋病多影响肢体的活动。一般来说,筋急为拘挛,筋弛则为痿弱不用。凡跌打损伤,筋每首当其冲,受伤机会最多。在临床上,凡扭伤、挫伤后,可致筋肉损伤,局部肿痛、青紫、关节屈伸不利。即使在"伤骨"的病症中,如骨折时,由于筋附着于骨的表面,筋亦往往首先受伤;关节脱位时,关节四周筋膜多有破损。所以,在治疗骨折、脱位时都应考虑伤筋这个因素。

忽略了它,就不能取得满意的疗效。

（3）伤骨 在伤科疾患中所见的"伤骨"病证,包括骨折、脱位,多因间接暴力或直接暴力所引起。凡伤后出现肿、痛、活动受限,并可因骨折断端位置的改变而有畸形、骨擦音、异常活动,或因关节脱位,骨的位置不正常,可使附着之上的筋紧张而出现弹性固定的情况。但伤骨不是单纯性的孤立的损伤。如上所述,损骨能伤筋,伤筋亦能损骨,筋骨的损伤必然累及气血伤于内,脉络受损,血瘀气滞,为肿为痛。所以治疗伤骨时,必须行气消瘀以纠正气滞血瘀的病理变化。伤筋损骨还可累及肝肾精气,《备急千金要方》说:"肾应骨,骨与肾合。""肝应筋,筋与肝合。"肝肾精气充足,可促使肢体骨骼强壮有力。因此,伤后如能注意调补肝肾,充分发挥精生骨髓的作用,就能促进筋骨修复。

第一节　颈项部损伤特点及治疗

颈项部是人体活动范围、活动方向较大的部位,能做前屈、后伸、左右侧屈、左右旋转等活动,且活动频繁,因此发生损伤的机会也较大。颈项部筋肉既是运动的动力,又有保护和稳定颈项部的作用,如遭受强大外力或持久外力超越筋肉本身的应力时,便可发生颈项部筋伤疾患,严重时可造成骨折、脱位、脊髓损伤等。

中医学关于颈项部损伤的论述,见于"项强""项劲急""项肩痛""痹症""痿症""眩晕"等。如《黄帝内经素问·逆调论》曰:"骨痹,是人当挛节也。"《伤寒论》中说:"项背强几几……桂枝葛根汤主之。"《张氏医通》中说:"肾气不循故道,气逆挟脊而上,致肩背痛……或观书对弈久坐致脊背痛。"

颈椎病

一、解剖学

颈项部是指头部和躯干相连接的部分,可以支撑头部,做前屈、后伸、侧屈等活动。颈项部可以分为固有颈部和项部两种。两侧斜方肌前缘之前和脊柱前方部分称为固有颈部，即通常所指的颈部，后面则是项部。固有颈部分为颈前区、胸锁乳突肌区和颈外侧区。双侧颈前区以舌骨为界分成舌骨上区和舌骨下区。舌骨上区包括中央的颏下三角和两侧的下颌下三角；舌骨下区是指两侧胸锁乳突肌前缘之间、舌骨以下的区域，包括左、右颈动脉三角和肌三角。胸锁乳突肌区是该肌在颈部所占据和覆盖的区域。颈外侧区是由胸锁乳突肌后缘、斜方肌前缘和锁骨中 1/3 上缘围成的三角区，该区被肩胛舌骨肌下腹分为上方较大的枕三角和下方较小的锁骨上三角。颈项部是两侧斜方肌前缘之后和脊柱后方的区域。

二、病因病机

郭焕章先生认为颈项部损伤分为内因和外因。内因主要是指人体内部因素，内因导致的颈项部损伤常常与患者的年龄、体质、局部解剖结构、病理因素和所处的地域环境有关。郭焕章先生在多年临床中发现高原地区颈项部损伤的内因常常与风、寒、湿三者相关，常年久居高原，气候寒冷，长期受风寒邪气侵袭机体，机体寒气淤积，湿邪留滞，湿性重浊凝滞，三者会导致机体阳气虚弱，机体气的温煦、推动作用减弱，经络的气血不通，湿邪留于体内，无法排出，不通则痛，进而出现颈项部筋脉的拘挛、肿胀、疼痛延绵不愈、颈项部困重。外因主要是指各种暴力引起的颈项部的扭挫伤。郭焕章先生认为颈项部损伤的外因要专从血气论，但血之所伤，气亦随之而变化，血为气之母，血滞气亦滞，没有血病而气不病者，只是谁主谁次而已。外力侵及机体，颈项部局部"形伤作肿，气伤作痛"，颈项部损伤轻者只有局部肿痛，重者可出现全身的气血瘀滞，经络不通，脏腑不调，除了颈项部局部会出现症状，全身也会出现相应症状，如发热、腹胀、心悸、大便不通等，其主要病因还是在于气血不通所导致的。

三、临床表现

（1）颈项疼痛伴僵硬感：此属太阳经输不利，故多见脉浮缓，苔薄白。轻者发病突然，时间短暂，颈部活动不利，有明显压痛点，筋急拘挛，掣引肩背；重者病程较长，表现为病久不愈，呈落枕状态，反复发作，掣引肩背，手指痛麻不舒，时轻时重等特点。

（2）颈项部疼痛伴上肢放射性疼痛：颈部活动不利，明显疼痛，筋急拘挛，掣引肩背伴单侧上肢或者双上肢放射性疼痛，双上肢各手指麻木疼痛或沉重无力，按压相应颈椎横突前侧双上肢放射性疼痛加剧。

（3）头痛、眩晕，转动颈部诱发或加重：可见发作性偏头痛、发作性眩晕、发作性视觉障碍，少数患者有发作性短暂意识障碍、突发性肢体麻木和猝倒等症，可伴有耳鸣、耳聋、视物模糊、记忆力减退等。

（4）颈枕痛或偏头痛、头晕、头沉、眼胀、视物模糊、眼睑无力等：见颈交感神经分布区疼痛，痛觉过敏，患肢发凉发绀，遇冷加重或者呈间歇性皮肤发红、发热、肿胀，多汗或者无汗，咽部不适、有异物感，耳鸣、耳聋，舌尖麻木、牙痛，肩肘肌肉萎缩，胸闷、心悸甚至心前区发作性绞痛等。

（5）下肢麻木无力、沉重发紧、站立不稳、闭目行走摇摆：中老年上肢或下肢不完全性痉挛性瘫痪（单侧或双侧）、麻木无力，呈缓慢、间歇性进展，步态蹒跚，脚尖不能离地、颤抖，可有尿急、排尿不尽、尿潴留、便秘。

四、影像学表现

（1）X线表现：拍颈椎正侧位及左右斜位、过伸过屈位片，其中95％以上有颈椎病的特征改变。如椎体退变增生、钩椎关节增生，椎间隙变窄，椎体后缘骨质增生，生理曲度变直或反弓，椎间孔变形，项韧带钙化，小关节增生等表现。

（2）CT表现：椎体后骨刺、椎间盘向后突出、脱出，后纵韧带钙化、黄韧带钙化等。

（3）MRI表现：椎间盘向后突出、脱出，脊髓受压明显，双侧神经根明显受压。

五、中医辨证

郭焕章先生对颈椎病的诊断常四诊合参，并结合颈部X线、CT、MRI等检查加以分型，根据数十年的临床经验将本病分为四型：痹症型、晕厥型、肝阳上亢型和痿躄型。发病较短，颈项肩背部疼痛，舌淡、苔薄白、脉浮缓；X线检查常表现为颈椎生理曲度的改变，CT、MRI多正常，诊断为痹证型。依据病史长短、症状轻重，更进一步分轻型、重型、风湿偏盛型，并施以不同治疗。

头痛脑胀,项强硬,舌红、少苔、脉弦,伴 X 线检查增生明显者,为肝阳上亢型,属实证。头晕痛,伴耳聋、耳鸣,脉细涩者,为晕厥型。颈痛伴上肢肌力改变,步态不稳且 X 线检查增生明显,CT、MRI 示颈髓明显受压,为痿躄型。

1. 痹症型

以颈、肩、上肢或胸背疼痛(包括心前区痛),兼见肢体麻木为主症。痹者,痹塞不通之意。《黄帝内经素问·痹论》云:"风、寒、湿三气杂至,合而为痹也。"肝肾不足,筋骨虚寒,风、寒、湿邪乘虚侵袭,筋脉拘挛,经络痹阻,气血营卫不和而致本病。

(1)轻型:感受风寒,发病急骤,颈项僵痛,属太阳经输不利,脉浮缓,舌淡红,苔薄白。治宜祛风散寒,解痉止痛。方用颈椎病 1 号方。

(2)重型:病久不愈,项强硬转侧不利,反复加重,掣引肩背,手指疼痛,麻木不舒,遇阴雨寒冷加重,舌质淡,苔薄白微腻,脉沉细无力。治宜祛风散寒除湿,解痉活络止痛。方用颈椎病 2 号方。

(3)风湿偏盛型:湿阻筋脉,湿痰化热。症见热酸胀感,病程缠绵,舌质红,苔微黄,脉浮滑兼腻。治宜祛风燥湿,活络止痛。方用颈椎病 3 号方。

2. 晕厥型

《黄帝内经素问·五脏生成》云:"诸髓者,皆属于脑。""肾主骨生髓通于脑,聚而为脑髓。"诸髓者,周身气血凝聚而成,故气虚下陷,诸阳不升,营血不能上承,清窍失养。症见头痛头晕,耳鸣耳聋,视力下降,心悸恶心,面色苍白,晕厥冷汗,腰酸腿软,舌暗,脉细涩。属肝肾阴虚,气血亏损。治宜补肝肾,益气血,祛风湿,定眩晕。方用颈椎病 5 号方。

3. 肝阳上亢型

《黄帝内经素问·至真要大论》云:"诸风掉眩,皆属于肝。"肝风上窜巅顶,属肝肾亏损,水不涵木,肝肾不足,不能潜阳。症见头眩,头痛,项强硬,腰膝酸软,舌红、少苔,脉弦。治宜镇肝熄风,活血通络,解痉止痛。方用颈椎病 4 号方。

4. 痿躄型

《黄帝内经素问·痿论》:"肝气热……筋脉干,筋脉干则筋急而挛。""阳明者,五脏六腑之海,主润宗筋,宗筋主束骨而利机关也。"症见颈部筋惕肉瞤,颈肩背臂刺痛,肢重膝痛,酸困乏力,尿频便难,步态不稳,下肢痉挛,脉细弱,舌质淡兼有瘀斑,苔黄。属肝脾两虚,气血不足,气滞血瘀。治宜滋补肝肾,健脾化湿,祛瘀通络。方用颈椎病 6 号方。

六、治疗

1. 中药治疗

(1)内服中药:以滋养肝肾,补益气血,祛风散寒,解痉止痛为主。按型给颈椎病 1~6 号方。

1)颈椎病 1 号方:葛根 30 克,麻黄 6 克,桂枝 10 克,白芍 30 克,大枣 5 枚,黄芪 30 克,羌活 10 克,甘草 10 克。水煎 400 mL,分 2 次饭后温服。

2)颈椎病 2 号方:羌活 10 克,独活 10 克,桂枝 10 克,川芎 10 克,当归尾 15 克,威灵仙 10 克,葛根 30 克,细辛 6 克,秦艽 10 克,海风藤 10 克,木瓜 30 克,藁本 10 克,炙甘草 10 克,蔓荆子 10 克,白芷 6 克。水煎 400 mL,分 2 次饭后温服。

3)颈椎病 3 号方:羌活 10 克,独活 10 克,黄柏 9 克,苍术 12 克,防风 10 克,细辛 6 克,川芎 10 克,生地 10 克,葛根 30 克,甘草 10 克。水煎 400 mL,分 2 次饭后温服。

4)颈椎病 4 号方:天麻 10 克,钩藤 15 克,赤芍 10 克,白芍 24 克,当归尾 10 克,丹参 30 克,川芎 10 克,红花 10 克,桃仁 10 克,党参 24 克,细辛 6 克,蔓荆子 10 克,石决明 24 克,甘草 10 克,琥珀粉(冲)3 克。水煎 400 mL,分 2 次饭后温服。

5)颈椎病 5 号方:天麻 12 克,清半夏 10 克,全蝎 9 克,白芍 30 克,夜交藤 24 克,钩藤 20 克,茯苓 20 克,丹参 30 克,葛根 30 克,木瓜 30 克。水煎 400 mL,分 2 次饭后温服。

6)颈椎病 6 号方:清半夏 10 克,橘红 10 克,茯苓 10 克,乌梅 6 枚,干姜 6 克,党参 10 克,熟地 10 克,当归尾 15 克,白芍 30 克,木瓜 30 克,黄芪 10 克,地龙 10 克,红花 6 克,桃仁 10 克,川牛膝 15 克。水煎 400 mL,分 2 次饭后温服。

(2)中药外治:二乌膏:制川乌、制草乌各等份。蜜调敷患处,2~3 日更换 1 次。

2. 颈椎牵引

轻者行间断牵引,每日 1~3 次,每次 0.5~1 小时;重者行持续牵引,每次 1～2 小时,牵引重量自 3～4 千克开始,逐渐增加至 5～6 千克。

3. 手法按摩

郭焕章先生常用三种按摩法：点穴疏通经络；提拿臂丛,解痉止痛；提项旋颅,解除嵌顿,纠正小关节紊乱。

(1) 点穴理筋,疏通经络：点印堂、百会、哑门、大椎疏通督脉。患者坐较低的方凳上,术者立于患者的背后,左手扶托下颌,右手拇指从印堂穴开始点按约半分钟,然后沿正中线用点穴的右手拇指推拿移动至百会,后依次哑门、大椎,疏通督脉。点按太阳、风池、肩井疏通少阳经。用双手拇指同时点按两侧太阳穴,以同样的方法沿头两侧,把两手拇指移至两侧风池穴。用两手拇指交叉,点按两侧风池穴(或一手的拇指、示指同时点按两侧风池穴),再沿颈椎两侧弹拨,顺少阳经把两手推拿移动到肩井穴。反复点穴 3～5 次。

(2) 提拿臂丛,解痉止痛：患者端坐方凳上,术者立于患者背后,将双手拇指置于肩后,其余四指放在锁骨上窝,握手向上反复提拿,即带动臂丛移动。

(3) 提项旋颅,复位关节：患者端坐位,放松颈部肌肉,术者立于患者一侧,一手置于颌下,一手置于枕后,上举,使颈椎椎间隙尽量牵开,椎间孔相对增大,再稳妥地左右旋转头颅,使颈部的肌肉交替出现相对的张力,达到嵌顿的筋膜,从小关节间隙自动弹出,让移位的小关节复位,当旋转受限时,再略用力转动(幅度的描述),有时可以听到响声,有轻松舒适之感时,停止旋颅,可推拿、揉搓、拍打颈肩部。

七、调护

日常需要注意颈部防护,保持颈部、胸部挺直,避免长时间的低头,剧烈运动及乘车时需注意自我保护,防止颈部扭伤。平时注意经常做颈部功能锻炼,可以增强颈部肌力及抗损伤的耐受力。以下为简单的自我调护方法。

1. 颈托支撑法

采用气囊颈围领和自制活动式颈托支撑,其作用如下。

(1) 维持、牵引、支撑头颅重量,减轻颈部负荷的作用。

(2) 保持治疗效果,避免复发。

(3) 符合中医"动静结合"治疗的原理。其优点是使用方便,效果明显。

2. 自我练功

（1）颈项争力：站立双脚分开与肩同宽，双手叉腰，抬头望天，头尽量后伸，颈部放松，还原头颈至中立位，低头看地，使下颌尽量接近胸骨，还原头颈至中立位。操作时，上身和腰不动，自然呼吸，反复5～10次。

（2）回头望月：姿势同上，头向右后转，目视右后上方，尽力转。如同向后天空看月，还原头颈至中立位；再将头向左后转，方法同上，反复5～10次。

（3）金狮摇头（急性损伤慎用）：姿势同上，头徐徐向左右转动10～15次，尽量缓慢避免产生头晕等并发症。

3. 纠正不良睡眠姿势

趴着睡或者歪着头睡都会影响颈项部，时间长了会导致颈项部的疼痛，长期可能会出现颈椎生理曲度变直，或者会出现侧弯，所以尽量避免长时间趴着睡、歪着头睡，建议注意调整睡眠姿势，避免不良姿势，有助于改善颈项部疼痛症状。

八、注意事项

郭焕章先生认为，颈项部损伤常有颈椎生理弧度的异常，多因长期伏案低头，职业工作的影响和不良的睡眠姿势造成。低头工作者，用颈托、颈围领支撑可以纠正。睡姿的纠正也很必要，根据我们观察多数患者感觉低枕舒适，故调整略低为好（也有例外）。其原理是人的睡眠时间较长，利用这一时间，将头放低和脊柱形成对抗牵引状态，缓慢的恢复颈椎正常生理弧度，使紊乱的小关节复位，从而使颈项部肌肉放松。

九、验案举隅

张某，男，36岁。

主诉：颈部僵硬疼痛3月，牵扯肩背痛1月。

初诊（2023年1月26日）：患者3个月前夜间行车受凉，颈部疼痛僵硬，服药后缓解，但1个月前再次劳累后加剧。查颈部肌肉痉挛，压痛（＋），舌质淡，苔薄白，脉浮紧。既往体健。

查体：神志清、精神一般，颈椎生理曲度存在，颈部肌肉僵硬，棘突叩击痛阴性,棘突双侧压痛阳性,屈伸活动轻度受限,左后侧屈、旋转轻度受限,脑膜刺激征阴性,转头试验阴性,双侧臂丛牵拉试验阴性,颈椎间孔挤压、分离试验阴性,双上肢血运及感觉正常。

诊断:项痹(痹症型)。

治法:散寒止痛。

处方:颈椎病1号方。葛根16克,麻黄6克,桂枝10克,白芍16克,大枣5枚,干姜3克,甘草6克。5剂,水煎400 mL,分2次饭后温服。

二诊(2023年2月1日):服药后颈部疼痛有所缓解,易汗,怕风,怕寒,舌脉如前。汗后外邪已祛,但阳气受损故而易汗。治宜解肌升阳活血。拟方颈椎病1号方加减。

处方:葛根16克,桂枝10克,白芍16克,大枣5枚,干姜6克,甘草6克,黄芪15克,知母6克,桔梗9克,元胡10克。5剂,水煎400 mL,分2次饭后温服。

三诊(2023年2月6日):服药后汗止痛缓,颈部活动灵活,舌脉如常。此乃邪祛络通。守二诊方。5剂,水煎服,每日1剂。服后痊愈。

按语:颈部受寒邪侵袭,痹阻经络,不通而痛。颈部系手三阳必循之经,系太阳经腑,长期开车,风寒极易侵之。治当以葛根汤。汗后伤及卫气,故二诊去麻黄加黄芪,祛邪并顾卫气。

落　枕

落枕又称失枕,主要表现为睡醒后颈颈项部的酸痛,转头不利等症状。清代胡廷光《伤科汇纂·旋台骨》载:"有因挫闪及失枕而项强痛者。"本病多见于青壮年,春冬两季发病较高。

一、解剖学

颈项部是两侧斜方肌前缘之后和脊柱后方的区域。日常需要注意颈部防护,保持颈部、胸部挺直,避免长时间的低头,剧烈运动及乘车时需注意自我保护,防止颈部扭伤。平时注意经常做颈部功能锻炼,可以增强颈部肌力及抗损伤的耐受力。

二、病因病机

落枕多因睡觉时姿势不良,枕头过高、过低、过硬、过软,致使颈项过度偏转,使颈部肌肉长时间受到牵拉,处于过度紧张状态而发生静力性损伤。平素缺乏筋肉锻炼,身体衰弱,气血不足,循行不畅,复受风寒侵袭,致经络不舒,筋肉气血凝滞痹阻不通,僵凝疼痛而发为此病。

三、临床表现

睡醒后出现颈项部疼痛,多为一侧,颈项不能自由旋转活动,转头时常与身体同时转动,以腰部代偿颈部的旋转活动,疼痛可向肩背部放射。颈项部肌肉痉挛,在肌肉痉挛处可触及条索样改变,局部压痛,以胸锁乳突肌、斜方肌、大小菱形肌的压痛最为常见。其起病较快,病程较短,一般在一至两周内可自愈,容易复发。

四、中医辨证

郭焕章先生将本病分为风寒湿痹证和气滞血瘀证。此病的诊断常四诊合参,方可诊断。一般颈部 X 线、CT、MRI 等检查为未见明显异常。

(1)风寒湿痹证:发病急骤,病程短,颈项部不能自由旋转活动,疼痛明显,轻度压痛即可引起明显疼痛,无头痛、头晕等症状。脉浮缓,舌淡红,苔薄白。治宜祛风散寒,解痉止痛。方用葛根汤加减。

(2)气滞血瘀证:发病较急,病程迅速,转头不利,颈项部肌肉痉挛,疼痛可向肩背部放射。舌质红,苔薄白,脉涩细。治宜活血化瘀,通络止痛。方用散瘀活血汤。

五、治疗

1. 手法治疗

(1)点穴舒颈法:用拇指点按中渚或合谷,持续 1 分钟左右后,在点穴的同时嘱患者活动颈部,使痉挛的肌肉得到缓解。

(2)颈部按摩法:采用提、拿、点、按、揉等手法,按摩颈部痉挛的肌肉,以舒筋活络、解痉止痛。

郭焕章先生认为手法治疗落枕有很好的效果,因其可以较快地缓解肌痉挛,消除疼痛,故往往治疗一次便症状即减大半,再辨证服用中药效果更佳。

2. 中药治疗

（1）中药内服

1）葛根汤加减:葛根9克,麻黄6克,桂枝9克,白芍15克,大枣5枚,干姜3克,甘草6克。水煎400 mL,分2次饭后温服。

2）散瘀活血汤:当归9克,赤芍9克,红花9克,桃仁9克,丹皮9克,茜草6克,大蓟6克,小蓟6克。水煎400 mL,早晚分2次饭后温服。

（2）中药外治:采用平乐展筋丹揉药或外搽金毛狗脊酊,局部也给予二乌膏外贴治疗。

3. 练功疗法

可做颈部的前屈、后伸、左右侧偏等活动,比如"米"字操。

4. 针灸治疗

以落枕、后溪、合谷为主穴,可配合应用风池、天柱、大椎、绝骨、阿是穴等穴。一般选用1～3穴,使用强刺激手法持续捻转1分钟左右,同时嘱患者配合颈部活动。

六、调护

（1）落枕的预后总体上是积极的,大多数患者在适当的休息和治疗后,症状会在数天至一周内逐渐缓解。然而,预后效果受多种因素影响,包括患者的年龄、基础健康状况、症状的严重程度以及是否得到及时和恰当的治疗等。

（2）在落枕的康复过程中,适当的调护措施至关重要。它们可以有效缓解症状、促进恢复并预防复发。

1）保持正确的姿势:无论是站立、坐着还是睡眠,都应维持颈部的自然姿势,避免长时间保持低头或扭曲颈部的姿势。选择适当的枕头和床垫,确保睡眠时的舒适度。

2）进行适度的颈部运动:适度的颈部和肩部运动,如缓慢转动头部、轻轻倾斜头部等,有助于增强颈部肌肉的力量和灵活性。注意避免过度运动以免加重症状。

3）使用热敷和冷敷：在症状初期，冷敷有助于减轻肿胀和疼痛；随着症状缓解，可改用热敷以促进血液循环和肌肉松弛。

4）按摩和针灸：在专业医生的指导下，适当的按摩和针灸治疗可帮助缓解颈部肌肉紧张和疼痛。

5）避免长时间固定姿势：长时间维持同一姿势，如长时间使用电脑、手机等，容易导致颈部肌肉疲劳和僵硬。因此，应尽量避免长时间固定姿势，适时休息并放松颈部肌肉。

6）保持良好的生活习惯：保持充足的睡眠、均衡的饮食和适度的运动有助于增强身体免疫力和抵抗力，进而降低落枕的发生风险。

总之，合理的调护措施对于落枕的预后和恢复至关重要。患者应根据自身情况选择合适的方法，并在专业医生的指导下进行治疗和调护。同时，保持积极的心态和耐心也是促进症状缓解和恢复的重要因素。

七、验案举隅

李某，男，38 岁，已婚。

主诉：左侧颈部僵硬疼痛伴活动受限 3 日。

初诊（2022 年 12 月 9 日）：患者自诉 3 日前因吹冷风后，次日晨起后突感左侧颈部僵硬疼痛，伴活动受限，向前、向右屈颈时疼痛加剧，遂自行外用"万通筋骨贴"治疗，但治疗效果不佳。刻下症见左侧颈部僵硬疼痛，伴活动受限，向前、向右屈颈时疼痛加剧，稍感头晕，无头痛，无咳嗽，无咳痰，无上肢麻木、恶心呕吐等不适，纳一般，夜寐差，稍口干无口苦，大小便可。舌质红苔白，脉浮数。既往颈椎 CT 结果未见明显异常。

查体：神志清楚，表情痛苦，精神状态较差，心肺腹查体未见异常。颈椎生理曲度可，未见明显侧弯，头略向左侧偏斜，左侧颈部斜方肌僵硬、疼痛拒按，无红肿，无上肢放射性疼痛，叩顶试验阴性。四肢肌力、肌张力正常，腱反射正常，病理征未引出。双上肢血运及感觉正常。

诊断：落枕（风寒湿痹证）。

治法：祛风散寒，解痉止痛。

处方：葛根汤加减。葛根 9 克，麻黄 6 克，桂枝 9 克，白芍 15 克，大枣 5

枚,干姜 3 克,甘草 6 克。7 剂,水煎煮 400 mL,早晚饭后 2 次温服。

同时予以针灸治疗:落枕、合谷、风池、大椎、天柱、绝骨、肩井、阿是穴。风池向下斜刺,肩井平刺,余为毫针常规针刺,以泻法为主。留针 30 分钟,每日 1 次。

二诊:经上述针灸治疗 5 次后,患者症状缓解明显,但仍留有轻微疼痛不适,续治 2 次后,已恢复如前,疼痛僵硬症状均消失。若不诊治 1—2 周后也能自行缓解,但期间疼痛有时难以忍受,后期预后不佳。

按语:落枕辨证时,以项背部强痛,低头时加重,项背部压痛明显为督脉、太阳经病证;颈肩部疼痛,头部歪向患侧,颈肩部压痛明显为少阳经型病证。使用中药加针灸的模式治疗,针灸辨证针刺相应穴位。

(田晓舜、胡江滔)

第二节　肩背部损伤特点及治疗

概　论

郭焕章先生认为肩背部包括上肢骨折治疗应以恢复灵活运动功能为主,不同于下肢骨折以恢复负重功能的治疗,故肩背部、上肢骨折治疗不必强求解剖复位,达到对位对线标准即可。在骨折部位达到临床愈合标准后,需早期进行功能锻炼,以恢复上肢灵活性。其治疗重点:① 依骨折特点复位并固定。② 按骨伤内治三期辨证调理气血津液。③ 贯穿整个治疗过程的功能锻炼。

骨折复位、固定及功能锻炼见各部位骨折。

骨折内治三期辨证如下。

(1)初期:由于经脉受损,气血不循常道而行,流注于脉外,致局部肿胀疼痛,以气滞血瘀型多见。

治法:活血祛瘀,消肿止痛。

处方:桃红四物汤加减。桃仁 16 克,红花 16 克,当归 10 克,地龙 10 克,

第三章　郭焕章高原骨伤疾病内治特点

白芍 20 克,川芎 10 克,秦艽 10 克,威灵仙 10 克。7 剂,水煎煮 400 mL,早晚饭后 2 次温服。

(2) 中期:经初期治疗后,肿痛减轻,病情逐渐好转,病机表现为瘀血未尽,气血运行不畅,辨证为瘀血阻络型。

治法:和营止痛,接骨续筋。

处方:一号损伤散加减。制乳香 10 克,制没药 10 克,土鳖虫 16 克,党参 10 克,煅牡蛎 16 克,三七 9 克,麝香 3 克,煅自然铜 10 克。7 剂,水煎煮 400 mL,早晚饭后 2 次温服。

(3) 后期:症状近消失,筋骨已续,肝肾亏损,肢体功能尚未恢复,为肝肾亏虚型。

治法:滋补肝肾,舒筋活络。

处方:生血补髓汤加减。生地 10 克,白芍 16 克,川芎 10 克,黄芪 16 克,牛膝 10 克,杜仲 10 克,红花 10 克,五加皮 10 克,当归 16 克,续断 10 克,生姜 10 克。7 剂,水煎煮 400 mL,早晚饭后 2 次温服。

锁骨骨折

一、解剖学

锁骨位于胸骨与肩峰之间,骨干细而弯长,呈双弯状。骨体内侧半段向前凸,外侧半段向后凸,内 1/3 上有胸锁乳突肌附着,下有胸大肌附着,外 1/3 有三角肌和斜方肌附着,中 1/3 无肌肉附着。中段骨干横切面较薄弱,为两个弯度的连接点,外力传导到该部,易发生骨折。

二、病因病机

锁骨骨折多发生于儿童与壮年,多由间接暴力引起。如跌倒时手或肘部触地,或肩外侧直接触地,暴力传导致锁骨造成骨折。直接暴力可由棍棒打击或冲撞于锁骨直接发生骨折。幼儿骨折多为青枝型,骨折部向上凸起,少年、壮年和老年骨折,多为横断型、斜行与粉碎型。骨折后,近端由于胸锁乳突肌的牵拉向上、向后移位,远端由于上肢的重量与胸大肌的牵拉,而向下、向内移位。

三、临床表现

伤后锁骨局部疼痛,软组织肿胀,锁骨窝丰满,伤侧肩臂不能抬举,肩下垂。患者常以健侧手托住患侧肘部,头歪向患侧。幼儿患者由于不能诉说疼痛部位,常由家长叙述穿衣时或从腋下托抱时疼痛哭闹,不能主动抬臂拿物。临床检查时,可见骨折部高突畸形,因锁骨位置表浅容易触诊,易摸到骨折断端,检查中可扪及骨擦感。X线检查检查可明确显示骨折的类型与程度。

四、分型

郭焕章先生因手法治疗需要,常按骨折线的形态进行分类,以青枝骨折、斜形骨折、粉碎性骨折较为多见。

五、治疗

1. 复位手法

(1)提肩整复法:患者坐位,医者用前臂插入患者腋下,向上提肩牵引,将骨折端拉开,然后用另一手拇指抵于骨折近端向下按压,其余四指上提骨折远端,即可复位。

(2)膝顶按捏整复法:患者坐位,助手立于患者身后,足蹬于凳边缘上,用膝抵于患者两肩胛间,用双手分别扳住患者双肩,向后上扳拉牵引,待骨折重叠拉开后,医者一手拇指和示指、中指捏拿住骨折近端向下,另一手拇指及示指、中指捏拿住骨折远端向上,捏合复位。

2. 固定方法

高低纸压垫一个,放置于锁骨上窝内压住骨折近端,然后将葫芦形纸垫盖于上面,用胶布条固定于皮肤上。双肩腋下放置棉卷,用绷带进行8字形缠绕固定。

六、调护

整复后应注意观察有无血管、神经压迫症状,如发生血液循环障碍,上肢麻木、疼痛症状时,应及时调整绷带固定。整复后第一周应复查2次,以后可每周复查 2 次,直至愈合。复查中发现固定松动,应给予及时调整。患者应时常保持挺胸提肩姿势,每日主动锻炼握拳及伸屈肘关节活动。

七、注意事项

郭焕章先生指出,锁骨骨折绝大多数可用非手术方法治疗。新生儿锁骨产伤骨折及幼儿无移位骨折或者青枝骨折,均不需要手法整复,可给予适当固定以限制活动。

对少年或成年的骨折有重叠移位或成角移位者,则必须进行手法整复及固定。因骨折端轻度移位,日后对上肢功能妨碍不大,故不必强求解剖复位。

对于锁骨粉碎性骨折,若用力按压骨折碎片,不但难以将垂直的骨折碎片按压平复,有可能造成锁骨下动静脉或臂丛神经的损伤,故忌用按压手法。垂直的骨碎片一般不会影响骨折愈合,在骨折愈合过程中,随着骨痂的生长,这些骨折碎片可能逐渐被新生骨包裹,愈合后骨折局部仅形成一隆起,一般不会引起骨折部位疼痛或不适。仅有少数患者,垂直骨碎片形成骨刺,或骨折畸形愈合隆起太高,对肩挑重担的劳动者稍有影响,可引起疼痛。

锁骨骨折愈合较快,小儿一般固定 2～3 周,成人固定 4～5 周即可获得临床愈合。复位中骨折即使复位欠佳,愈合仍无影响,因此不要过分追求完美的复位而反复整复,给患者造成痛苦。绷带固定容易松动,应随时检查,发现松动给予及时调整,以确保骨折复位后的位置与稳定。

八、验案举隅

董某,男,23 岁,未婚。

主诉:摔伤致左侧肩部内侧肿痛、畸形、活动受限 2 小时。

初诊(2015 年 1 月 9 日):患者于 2 小时前不慎摔伤,左肩部受伤,即感伤处疼痛、活动受限,上肢不能持物,立即来诊。既往体健,余无特殊。

查体:常规查体无明显异常。专科情况:伤处局部肿胀、压痛、可触及骨折断端异常活动,上肢活动受限。余肢体无畸形,活动自如。舌暗,苔薄白,脉弦涩。X 线检查示左侧锁骨外 1/3 骨折,错位明显。

诊断:骨折病(气滞血瘀证)。西医诊断:左锁骨骨折。

治法：膝顶按捏整复法复位后，双肩"8"字绷带外固定。拍片复查见骨折部对位良好。以桃红四物汤，6剂，每日1剂，分两服。

二诊：伤后7日。拍片复查见骨折部对位良好。维持目前固定。口服一号损伤散加减治疗。

三诊：伤后35日。拍片复查见骨折线模糊，去除外固定。嘱患者循序渐进行肩关节屈伸、外展活动。后期每月复查一次至骨折愈合。

按语：此患者为青年男性，手法复位后需注意定期复查，防止不适当活动造成骨折部再次移位。在骨折部稳定时，骨折愈合较快，拆除外固定后，骨折部尚未坚强愈合，故需嘱咐患者由少量锻炼活动逐渐加大运动量，防止二次骨折。

肱骨外科颈骨折

一、解剖学

肱骨外科颈位于解剖颈下2～3cm处，为松质骨与密质骨的交界点。在外科颈上外方的大结节处，有冈上肌、冈下肌、小圆肌附着，上方为小结节处，有肩胛下肌附着，外科颈的下方有强大的三角肌、肱肌、喙肱肌、背阔肌和大圆肌附着，外科颈本身没有肌肉附着。基于骨质结构的特点，在外力下易发生骨折。

二、病因病机

肱骨外科颈骨折多为间接暴力引起，发生于跌倒时上臂处于外展或内收位，手掌或肘触地，由于外力传导发生骨折。

三、临床表现

伤后肩部明显疼痛，软组织肿胀、瘀斑，伤肢活动障碍，不能抬举，肱骨大结节下方有明显压痛，触诊时可触及骨折端畸形并扪及骨擦感。无移位或儿童青枝骨折，伤处可有不同程度的肿胀，伤肢不能主动抬举。

四、分型

根据受伤的机制与损伤的暴力，临床上分为裂缝骨折、外展型骨折、内收型骨折与肱骨外科颈骨折合并肩关节脱位。

1. 裂缝骨折

多因肩外侧受到暴力,造成大结节与外科颈骨折,骨折多无移位。

2. 外展型骨折

跌倒时上臂处于外展位,骨折后肱骨头内收,肱骨干外展,骨折远端外侧骨皮质嵌插于骨折近端的内侧或远近两端发生重叠,骨折向内侧成角。

3. 内收型骨折

跌倒时上臂处于内收位,骨折后远端内收,近端外展,移位严重者,骨折面可近于相互垂直,骨折向外侧成角。

4. 肱骨外科颈骨折合并肩关节脱位

多由跌倒时上臂处于外展外旋位,骨折在外展型的基础上,暴力仍未消失,继续作用于肱骨头,将肱骨头顶向下方,发生下方脱位。

五、治疗

肱骨外科颈骨折无移位的,仅用夹板固定,前臂悬吊于胸前即可。外展型、内收型骨折错位者,应在牵引下进行手法整复。牵引时对于外展型骨折应先外展位牵引,内收型骨折应先内收位牵引,顺应骨折移位方向牵引,取"欲合先离,离而复合"之意,纠正重叠及嵌插移位,然后再行整复,以免引起肱骨头旋转,造成复位困难。

损伤后期,关节功能障碍者,以上肢损伤洗方熏洗,可配合按摩推拿治疗。

1. 手法治疗

(1)外展型骨折复位法:患者坐位,一助手用布带从患者腋下穿过,向上提牵,另一助手握住肘臂,顺骨折畸形位(外展位)向下行对抗牵引,以矫正重叠及嵌插移位。骨折重叠,嵌插牵开后,助手将肘关节屈曲90°继续保持牵引,医者双手拇指抵于肱骨大结节部,其余四指环握住骨折下端内侧向外拉,同时助手将肘部内收,骨折即可复位。

(2)内收型骨折复位法:患者坐位,一助手用布带从患者伤肩腋下穿过,向上提牵,另一助手将患者肘关节屈曲,顺畸形位(内收位)牵引,待重叠拉开后,医者两手拇指抵住骨折部近端向内推按,其余四指将骨折远端向外拉,同时助手在牵引下外展肘部,骨折即可复位。

(3)内收型骨折过顶复位法:患者坐位,一助手用布带从患者伤肩下穿过向后牵拉,另一助手一手握拿住患者腕部,另一手托其肘下方,在屈曲位抬臂过顶向上牵拉,待骨折断端重叠拉开后,医者双拇指触于上臂内侧抵住骨折远端,向前推顶,其余四指环抱肩外侧压住骨折远端向下压按,即可复位。

2. 固定方法

长板三块,分别放于上臂前、后外侧,下至肘部,上超肩关节;短板一块,板上端用棉花包裹呈蘑菇头样,下至肱骨内髁以上,上至腋窝部;内收型骨折加用外展架固定。

六、调护

(1)骨折整复固定后,要密切注意伤肢的血液循环,如发现手指发凉或麻木,或皮肤变色等现象,应及时采取相应的措施。

(2)嘱患者术后 3 日、7 日、14 日、35 日各复查 1 次。儿童三周解除固定,成人 4～5 周解除固定,此后应逐渐加强肩关节功能锻炼。

儿童青枝骨折不需固定,仅以三角巾悬吊 2～3 周即可。

郭焕章先生认为:肱骨外科颈骨折复位并不困难,一般均可获得满意复位。复位中,要注意避免肱骨头旋转,内收型骨折在过顶复位时要掌握好手法力度,以防矫枉过正。后期功能恢复是本病的重点,尤其是 45 岁以上的患者极易发生肩周炎。解除外固定后应抓紧进行主动的功能锻炼,1 个月后可行推拿治疗,以助尽快获得恢复。

七、验案举隅

张某,男,50 岁,工人。

主诉:摔伤后右肩部肿痛,活动受限 7 天。

初诊(2018 年 12 月 12 日):患者在小区行走时因结冰路滑不慎摔倒,右肩及前臂着地,即感右肩部及前臂剧烈疼痛,患肢不敢活动,后逐渐肿胀。在我院经拍片后诊断为"右肱骨外科颈骨折",收住入院。入院时神清,精神可,纳佳,二便调。既往史无特殊。

查体：生命体征平稳，右肩部肿胀、疼痛，前外侧有广泛性瘀斑，活动受限。右肱骨上端部压痛（＋），骨擦感（＋），上臂纵向叩击痛（＋），右手部血循、感觉、运动正常，桡动脉可触及。舌暗，舌下有紫色斑点，苔薄白，脉细涩。X线检查：右肩正位片，右肱骨外科颈骨折，骨折远端向内移位约1.5 cm，折端向内侧成角约20°。穿胸位片，右肱骨头向后侧翻转约30°，骨折远端向前错位约1/3。实验室检查，无明显异常。

诊断：骨折病（气滞血瘀证）。西医诊断：右肱骨外科颈骨折。

治法：按肱骨外科颈骨折外展型复位法复位并夹板外固定。以桃红四物汤内服。

嘱患者术后3日、7日、14日、35日各复查1次，及时调整绷带松紧度。

经4次复查后，于骨折第35日拍片复查见骨折线模糊，去除外固定。嘱患者循序渐进行肩关节屈伸活动。后期每月复查1次至骨折坚强愈合。

按语：肩关节的康复以恢复关节的灵活运动为主，固定时间不能过长，在骨折达到临床愈合标准后需早期解除固定，进行关节各向活动的锻炼。防止因长期固定造成肩关节强直。

肩关节脱位

一、解剖学

肩关节由肱骨头和肩胛骨的关节盂构成，肱骨头较大，关节盂较浅，被松弛的关节囊包围，喙肱韧带在前上侧加强关节囊的稳定。桡骨头前侧有肱二头肌，起于关节盂上结节，经过结节间沟，以悬吊肱骨头。关节囊的上方有冈上肌，后方有冈下肌和小圆肌，关节囊前方有肩胛下肌，肥厚的三角肌从前、外、后三方面保护肩关节。肩关节囊的前下方无肌肉和韧带覆盖为薄弱点，在暴力冲击下，肩关节易向前下方脱位。

二、病因病机

（1）直接暴力：重物从高处落下砸于肩臂，或打击冲撞，外力直接作用于肩臂，使肱骨头直接穿破关节囊脱出。

（2）间接暴力：跌倒时上臂急骤强烈外展，肩峰抵住肱骨大结节部位产生杠杆作用,肱骨头顶破关节下方关节囊的薄弱处,脱于肩胛盂下方,形成脱位(盂下脱位)。患者侧方跌倒时,上肢外展外旋,手掌向下撑地,暴力由掌面沿肱骨纵轴向上传达到肱骨头。肱骨头可能冲破较薄弱的关节囊前壁,向前滑出至喙突下间隙,形成肩关节盂下脱位(喙突下脱位)。若暴力继续向上传达,肱骨头可能被推至锁骨下部,成为肩关节前脱位(锁骨下脱位)。

三、临床表现

肩部肿胀疼痛,肩关节失去圆形膨隆外形,呈方肩畸形,处于弹性固定状态。患者常以健侧手托扶患侧肘部或前臂。检查时,肩关节活动功能丧失,手摸健侧时,肘不能贴及胸壁,肩峰突起,肩峰下空虚。根据不同脱出的类型,可在喙突下、腋下、锁骨下摸到脱出的肱骨头。

四、分型

根据脱位的时间与复发次数,分为新鲜、陈旧和习惯性三种;根据脱位后肱骨头的位置又可分为前脱位和后脱位两种,前脱位还分为喙突下、盂下、锁骨下三种。前脱位较常见,其中喙突下脱位最多,后脱位极少见。中医分型仍可按骨折的三期治疗原则辨证论治。以早期治疗为重,在治疗中后期强调强筋壮骨,温经通络,以预防或解除肩关节的外伤性粘连。

五、治疗

1. 手法治疗

(1)新鲜肩关节脱位整复手法:新鲜肩关节脱位,宜尽早治疗。多在局麻或全麻下手法复位。手法应缓慢而有力,切不可粗暴,以免发生意外。郭焕章先生在临床中经常强调"徐徐图之,不可急功近利",对于瘦弱患者和习惯性脱位患者复位相对较容易,而对于身体健壮患者,需牵引较长时间,待其肌肉放松后才可复位。常用的复位手法基本通用于各型脱位。

1)手牵足蹬法:明代《普济方·折伤门》记载:"令患者服乌头散麻之,仰卧地上,左肩脱落者,用左脚蹬定,右肩脱落者,右脚蹬。用软绢如拳大,抵于腋窝内,用人脚蹬定,絮病人手腕近肋,用力倒身扯拽,可再用其手按肩上,用力往下推之。如骨入臼，用软绢卷如拳大垫于腋下"。此法历史悠久，方法可靠，简单易行，亦为郭焕章先生临床常用手法。治疗时患者仰卧，用软布垫于患侧腋下，以保护软组织，术者立于患侧，用两手握住患肢腕部，并用足（右侧脱位用右足，左侧脱位用左足）抵于腋窝内，在肩外旋、稍外展位置沿伤肢纵轴方向缓慢而有力地牵引，继而徐徐内收、内旋，利用足跟为支点的杠杆作用，将肱骨头挤入关节盂内，当有回纳感觉时，复位即告完成。在足蹬时，不可使用暴力，以免引起腋窝血管神经损伤。若用此法而肱骨头尚未复位，可能系肱二头肌长头腱阻碍。可将患肢进行内、外旋转，使肱骨头绕过肱二头肌长头腱，然后再按上法进行复位。

2）牵引推拿法：此法简便，效果好，危险性小。一助手用一宽布带绕过胸背向健侧牵拉，另一助手用布带通过腋下，套住患者上臂向上向外牵引，第三助手用双手握住患肢腕部向外旋转，并向内下牵引，内收其患肢，在三人协同稳妥用力下，肱骨头可自动复位。

3）悬垂牵引法：患者俯卧于床，患肢悬垂于床旁，在患肢腕部悬挂 2～5 千克重物，持续牵引 15 分钟左右，多可自动复位。此法适用于年老体弱有麻醉禁忌证者，比较安全。整复后，肩部丰满，方肩消失，搭肩试验阴性。

经 X 线检查证实肱骨头复位后，上臂置于内收、内旋、肘关节屈曲 90°位，三角巾或绷带固定患肢于胸前。

（2）陈旧性肩关节脱位的治疗：肩关节脱位超过 3 周未能复位即为陈旧脱位。由于损伤日久，关节周围血肿逐渐机化，肌肉挛缩，瘢痕形成，臼窝被软组织填塞，关节周围软组织发生粘连。脱位的骨端被粘连的肌肉固定在异常位置上，时间愈久复位愈加困难。一般僵滞状态与强硬程度不严重者可试行手法复位，如复位不成功应考虑手术治疗。

手法复位应在麻醉下进行，首先进行关节松解，进行肩关节的各向活动，活动范围逐渐加大。再用捏、拿、弹法撕脱粘连，将关节周围拆松，再行卧位整复手法进行复位。复位后按新鲜脱臼处理，后期应加强肩关节功能训练，使肩关节功能获得恢复。

卧位整复法：患者仰卧，助手用布带自腋下穿过，进行牵拉，另一助手握住前臂徐徐牵拉，同时医者双手握住肩臂，用力向外上提端，遇有滑动感时将前臂内收，可以摸触到肩头时，肩盂畸形可随即消失，便已复位。

2. 中药治疗

伤科内治三期辨证。

（1）初期：以气滞血瘀为主，活血祛瘀，消肿止痛。

处方：定痛活血汤。当归 10 克，红花 10 克，桃仁 10 克，蒲黄 6 克，五灵脂 6 克，秦艽 10 克，制乳香 6 克，制没药 6 克，续断 10 克，羌活 10 克，桂枝 10 克。7 剂，水煎煮 400 mL，早晚饭后 2 次温服。

（2）中期：以瘀血阻络为主，和营止痛，接骨续筋。

处方：舒筋活血汤。羌活 10 克，防风 15 克，荆芥 10 克，当归 10 克，独活 10 克，续断 10 克，青皮 10 克，五加皮 10 克，杜仲 10 克，红花 10 克，枳壳 10 克，牛膝 10 克。7 剂，水煎煮 400 mL，早晚饭后 2 次温服。

（3）后期：肝肾亏虚，滋补肝肾，舒筋活络。

处方：生血补髓汤。生地 20 克，白芍 10 克，川芎 10 克，黄芪 20 克，牛膝 10 克，杜仲 10 克，红花 10 克，五加皮 10 克，当归 10 克，续断 10 克，生姜 6 克。7 剂，水煎煮 400 mL，早晚饭后 2 次温服。

六、调护

复位后，用三角巾或颈腕吊带将患肢固定于内收、内旋位，局部腾药热敷，待肿痛减轻后即可开始小范围练习活动（以不影响关节囊修复为准），3 周后解除固定，练习活动。

对于老年患者，为防肩关节周围炎的发生，应尽早进行功能锻炼，配合局部腾药热敷，以促进关节功能恢复。

七、注意事项

对于肩关节脱位，郭焕章先生常强调以下方面。

（1）肩关节脱位虽有典型的特征即可以诊断，但应拍 X 线检查明确有无合并肱骨大结节撕脱骨折。一般脱位，整复即可随之复位，无须特殊手法。

（2）整复时应以巧取胜，讲究轻巧复位。严禁过度牵拉、强力旋转、粗暴整复，以免发生手法创伤，造成功能恢复困难。

（3）整复讲究辨证施法，盂下脱位采用膝顶复位法，喙突下脱位采用提端复位法,锁骨下脱位采用拔伸旋转复位法。对于身体粗壮、肩部肌肉发达者可选用扛抬法复位,陈旧性肩关节脱位采用卧位转复法为宜。

(4)新鲜脱位复位后应将肩关节置于内收位固定3周,使撕裂的关节囊获得良好的修复,解除固定后因关节较僵,应进行主动的肩关节功能锻炼,经锻炼3周后,肩关节有一定的活动范围后,可采用推拿治疗。这样可使肩关节功能在短时间内获得良好恢复。

(5)陈旧性肩关节脱位的整复应在良好的麻醉下进行,整复时不要急于做复位手法,应先运用揉法、摇法、摆晃法、捏拿法、弹拨法将其关节粘连松解,只有拆得开才能复得上。所以拆是复的保障,使脱出的肱骨头有一定的活动范围后再进行复位即可获得成功。陈旧性肩关节脱位在复位中,常不会像新鲜脱位复位那样简单容易,可能会遇到筋膜嵌卡,出现滞而不动的局面,采用常规步骤或强行复位往往会以失败告结,要巧妙运用牵、转、摆、推手法,逐步而行,寻找时机再行复位。

八、验案举隅

李某,男,48岁。

主诉:车祸伤致右肩疼痛,活动受限2小时。

初诊(2010年3月6日):患者于2小时前因车祸伤致右肩部疼痛,肿胀,活动受限。伴头晕,恶心等,来我院就诊。查X线检查提示右肩关节脱位。病程中头晕,恶心,无呕吐,无心慌胸闷,无腹痛腹泻,无发热,饮食正常,大小便正常。既往体健,余无特殊。

查体:神志清楚,查体合作,全身皮肤黏膜无黄染及淤血瘀斑,无口唇黏膜及四肢末梢发绀,头颅无畸形,双瞳孔等大等圆,直径2 mm,对光反射灵敏,颈软,气管居中,甲状腺无肿大,颈静脉无明显充盈,胸廓正常,两肺未闻及干湿啰音,心率75次/分,各瓣膜听诊区未闻及病理性杂音,腹平坦,无压痛及反跳痛,肝脾肋下未及,移动性浊音阴性,四肢肌力正常,双下肢无水肿,病理征(-)。右肩关节处畸形,局部肿胀,压痛(+),叩击痛(+),活动受限,手指活动、感觉无异常。X线检查提示右肩关节脱位。

诊断:脱位病(气滞血瘀证)。西医诊断:右肩关节脱位。

治法:以手牵足蹬法复位并外固定。三角巾或颈腕吊带将患肢固定于内收、内旋位。以桃红四物汤内服。

嘱患者术后 7 日、20 日复查,经拍片复查后去除外固定。嘱患者循序渐进行肩关节功能锻炼,防止关节粘连。

伤后 2 月患者来院复查恢复良好。

按语:肩关节脱位的难点在于手法复位,复位时首先在缓缓牵引下,推拿按摩放松患肢肌肉,缓解患者局部疼痛,然后再进行手法复位。如遇阻碍,不可强行复位,以防造成副损伤。

肩锁关节脱位

一、解剖学

肩锁关节由肩胛骨、肩峰的关节面与锁骨肩峰端的关节面组成,其关节囊紧张,并有肩锁韧带、喙锁韧带、喙肩韧带与肩横韧带等加强,活动范围很小。

二、病因病机

多因跌倒时上肢靠贴胸壁,肩部前面或后面着地,暴力直接作用于肩锁部,或肩关节处于外展内旋位时,外力作用于肩的顶部,使肩锁韧带发生撕裂,但喙锁韧带仍保持完好,锁骨外端失去韧带的控制而向上轻微突起,即发生肩锁关节半脱位。如喙锁韧带同时撕裂,锁骨外端则完全失去控制,向上凸起则发生肩锁关节脱位。

三、临床表现

1. 全脱位

局部疼痛肿胀,伤肢外展、上举活动困难,锁骨外端隆起,肩锁关节处可摸到一凹沟,锁骨被动活动时,上下活动范围增加。X 线检查可见锁骨外端向上移位较明显,主要因为肩锁关节囊韧带和喙锁韧带均被撕裂,使锁骨外端与肩峰完全分离。

2. 半脱位

在临床上局部肿胀不明显,锁骨向上移位程度小,因为肩锁韧带虽断裂而喙锁韧带尚好。因此,锁骨外端向上移位不明显,在诊断时较困难。肩锁关节部位可出现明显压痛,仔细摸诊时可感有轻度高突。

四、中医辨证

因局部损伤较轻,仅早期服药治疗,中医辨证为气滞血瘀型。予定痛活血汤。

五、治疗

1. 手法治疗

助手一手握住患者掌腕部,另一手握住肘部向上托推,医者双手拇指按压锁骨远端脱出部位,用力向下按压即可复位。

2. 固定方法

在锁骨外端前上放置高低纸压垫,再于肩锁关节、肘下、腋窝处分别放置棉垫后,用宽胶布自胸锁关节下,经锁骨上凹,斜向肩锁关节处拉紧胶布,经肩部顺上臂,向下绕过肘下反折,沿上臂向上,回到肩锁关节处,达同侧肩胛下角内侧。再用另一条胶布重复固定一次,固定4周,其后如有松脱,应随时更换。前臂吊带悬吊患肢于胸前。

3. 中药治疗

定痛活血汤:当归10克,红花10克,桃仁10克,蒲黄6克,秦艽10克,续断10克,五灵脂10克,制乳香6克,制没药6克,羌活10克,桂枝10克。7剂,水煎煮400 mL,早晚饭后2次温服。

六、调护

郭焕章先生认为,肩锁关节脱位的复位较容易而固定较难,能保持牢固的外固定是治疗成败的关键。因此固定应在治疗中引起高度重视,固定后要及时复查,虽然固定良好,也应在10日后加固1次,以确保锁骨外端复位后的稳定。伤后20日去除外固定,进行适当功能锻炼。肩锁关节脱位治疗后,肩关节的功能恢复一般不成问题,经过1~2月的活动锻炼均可达到良好的恢复。

七、验案举隅

刘某,男,35岁。

主诉：外伤致左肩肿胀疼痛1小时。

初诊(2018年6月20日)：患者1小时前骑电动车上班的路程中不小心跌倒，左肩部着地，当时感觉左肩部疼痛剧烈，活动受限，来我院急诊科就诊，X线检查示：左肩锁关节脱位。患者入院后神志清，精神可，饮食，大小便正常。既往体健，余无特殊。

查体：常规查体无明显异常。专科查体：左肩关节肿胀畸形，锁骨端可见明显翘起，可见琴键征，肩关节外展活动受限。桡动脉可触及，手指运动感觉可。

诊断：脱位病(气滞血瘀证)。西医诊断：左肩锁关节脱位。

治法：按压复位，于左锁骨外端前上放置高低纸压垫，再于左肩锁关节、肘下、腋窝处分别放置棉垫后，用宽胶布自左胸锁关节下，经左锁骨上凹，斜向左肩锁关节处拉紧胶布，经肩部顺上臂，向下绕过肘下反折，沿上臂向上，回到肩锁关节处，达同侧肩胛下角内侧。再用另一条胶布重复固定1次外固定。以损伤胶囊口服治疗。拍片复查见肩锁关节对位正常。嘱患者7日、14日、20日复查后去除外固定，肩关节功能恢复良好。

按语：肩锁关节脱位的复位比较容易，治疗过程中因活动易固定容易松动。完全性脱位患者保守治疗解除固定后可能仍会有部分患者存在未能完全复位可能，在治疗初始时需向患者讲明，征求患者意见，必要时手术治疗。

肩周炎

一、解剖学

肩关节由肱骨头和肩胛骨的关节盂下构成球窝关节，由于肱骨较大，关节盂较浅，韧带薄弱，关节囊松弛，肩关节的活动范围较大。它主要依赖韧带、关节囊、肩袖、肱二头肌、三角肌维持稳定。参与肩关节运动的肌肉有肱二头肌，长头起于关节盂下的上方，经关节囊内下降；短头起于喙突，两头向下合成肌腹，肱二头肌除有屈肘功能外，对肩关节前屈起到了一定作用。三角肌为肩关节最为强壮有力的肌肉，可内旋屈曲上臂，冈下肌、小圆肌均起于冈下窝，两者收缩使肩外旋。肩胛下肌起于肩胛骨前面，其收缩时肩部可内旋。冈上肌起于冈上窝，可使肩关节外展。以上部分肌群的无菌性炎症后期发生粘连,形成了肩关节的功能障碍。

二、病因病机

本病多因年老体衰、肝肾虚损,气血不足,筋失濡养,关节失于滑利,肱骨结节间沟硬化,沟底骨质增生;或风寒侵袭,气血凝滞、经络不通,遇有外力作用运动牵拉、扭伤、挫伤、劳损等亦可使肱二头肌肌腱、肩峰下滑囊、冈上肌肌腱、背部的小圆肌等组织发生充血、水肿,形成无菌性炎症。由于无菌性炎症的后期变化,发生肱二头肌腱与沟管的粘连、关节囊与周围肌肉的粘连,使肩关节发生"冻结",形成肩关节的活动障碍。

三、临床表现

多数病例慢性发病,隐袭进行,常因上举或外展动作引起疼痛始被注意;亦有疼痛较重及进展较快者。个别病例有外伤史。主要症状为疼痛及肩关节活动受限或僵硬。疼痛的程度及性质可有较大的差异,或为钝痛,或为刀割样,夜间加重甚至疼醒,放射至前臂或手部。

查体:局部压痛点在肩峰下滑囊、肱二头肌长头腱、喙突、冈上肌附着点等处,亦常见局部广泛压痛而无局限性压痛点。肩关节活动各向受限,但以外展和外旋最显著,出现早、受限程度大。在早期由于胸锁关节及肩胛骨的活动,运动的限制易被忽略。后期呈僵硬状态。病期较长者,可见肩胛带肌萎缩,尤以三角肌为明显。此病进行数月至两年左右,可在不同的程度中停止,疼痛消失,肩关节活动逐渐恢复。病期中如进行积极的锻炼及其他治疗,则病期短,恢复亦快。

X线检查:肩关节多无异常改变,有时可见骨质疏松;冈上肌肌腱钙化或大结节有高密度影。

四、中医辨证

根据本病的临床表现,分为早、中、后三期,分期采用不同的治疗方法进行辨证施治。

(1)早期:证偏虚、寒、湿,治以温阳行痹,活血通经,解除痉挛,消肿镇痛。内服加味黄芪桂枝五物汤。

（2）中期：治以散寒祛风除痰，舒肝和脾。内服增损逍遥散。

（3）后期：治以温经散寒，补气养血，舒筋活络，松解粘连，恢复运动功能为目的。内服加味八珍汤。

五、治疗

（1）早期治疗：手法以推拿治疗理筋为主。患者取坐位，取用展筋丹药粉适量，推拿治疗肩部，使肌肉微热松软，并按压肩髃、肩井、天宗等穴，以舒筋止痛，然后使用药酒烧热疗法热敷。

处方：外贴二消膏；内服加味黄芪桂枝五物汤。黄芪15克，桂枝6克，大枣5枚，干姜6克，白芍15克，知母10克，甘草6克，甘草6克，葛根10克，延胡索10克，桔梗10克。7剂，水煎煮400 mL，早晚饭后2次温服。

（2）中期治疗：患者取坐位，推拿治疗力适中，使肌肉发热，筋腱松弛，提弹三角肌前束及大小圆肌，点拨、按压肩髃、肩井、云门、天宗等穴，然后进行摇晃及扳动法。扳动法是解脱粘连和清除运动障碍的主要方法。医者一手固定患者肩峰。另一手握患臂的远端，向远端摇晃扳动，以便解除粘连。

处方：用二消膏外敷肩关节，以便消除扳动法造成的出血和肿胀；内服增损逍遥散。当归10克，柴胡10克，炒白芍20克，黄芩10克，茯苓10克，秦艽10克，制附片10克，陈皮10克，甘草6克，法半夏10克，白芥子10克。7剂，水煎煮400 mL，早晚饭后2次温服。

（3）后期治疗：患者取坐位，行按、搓、拿等手法放松患部；再行药酒烧热法外敷；最后施行摇晃及扳法，扳法的力量要以患者能忍受为度。

处方：外敷展筋丹或二消膏；内服加味八珍汤，补气血，散风寒。党参10克，白术10克，茯苓10克，甘草6克，当归10克，川芎10克，白芍15克，熟地9克，羌活10克，桂枝10克，威灵仙10克。7剂，水煎煮400 mL，早晚饭后2次温服。

六、调护

指导患者进行徒手或器械的肩关节运动功能锻炼，如练滑车牵拉法，患手爬墙练习法，每日2～3次，每次以患者能忍受为度。

七、注意事项

郭焕章先生认为,肩周炎病程较长恢复缓慢,治疗忌操之过急、粗暴施法,手法过重亦可发生肿胀,加重粘连。推拿以每周 2 次为宜,推拿期间应加强功能锻炼,方可巩固治疗效果。推拿应重视手法机制,明确推拿作用力与粘连组织的对应关系,做到辨证施法。严格掌握各类手法在不同关节活动度数中的运用,在肩关节僵直,上举明显受限时,尽可能不用抖法。抖法是一种间接传导的牵拉力,在肌肉比较松弛、粘连程度较轻、有一定舒张收缩运动范围的情况下运用,不容易发生推拿损伤,即可使粘连获得松解。反之关节僵滞、肌肉粘连较重、无一定的舒张收缩运动范围者,手法轻不能产生传导牵拉力,过重则可发生肌肉挫伤或撕裂。对于关节囊的粘连或关节僵滞上举不足 80°者,采用提端法手法,反应小,疗效高。肩关节上举达 90°以上者运用扳法效果明显。肱二头肌肌腱炎症期不宜采用弹筋法,以免使炎症加剧。弹筋法运用时要做到稳、准、快。禁忌在粘连部位多次的操作,以防发生推拿创伤。本病应根据患者的体质及发病时间的长短而选用不同的手法。临床上可以分为两类:第一类以对肩关节周围软组织推、拿、按、摩、摇晃为主,手法较温和,适应于体弱多病,如患有心脏病等怕受强烈刺激的患者;第二类手法仅仅把推、拿、按、摩等手法作为对肩关节周围软组织的放松,而重点在于用按、拉手法撕开肩关节周围的粘连,此类手法多用于患者身体尚可,病程短,或病程虽长,已经过一段时间推拿治疗,恢复到一定程度后不见继续好转者。如果患者年老体弱,内服中药时应采用益气养血,调养脾胃。内服中药时应活血化瘀,除湿散寒。总之根据具体病情用整体观念,辨证论治、内外兼治,补泻兼施,方能收到显著效果。

八、验案举隅

黄某,女,50 岁。

主诉:右肩周疼痛 2 个月。

初诊(2015 年 2 月 5 日):无明显诱因发生右肩疼痛并逐渐加重、活动极度受限,右手不能梳头,不能上举、后旋、外展,如一不小心碰一下则剧痛难忍,尤其是夜间剧痛影响睡眠。多家医院治疗无效且病情加剧。有高血压病史2年3个月。

查体：痛苦面容,活动受限,上举15°,外展20°,右肱二头肌长头肌腱附着处压痛非常明显,喙突下压痛明显,斜方肌有压痛。舌苔白、脉沉紧。

诊断：漏肩风(风寒湿痹型)。西医诊断：肩关节周围炎。

治法：采取肩周炎中期推拿手法,患者取坐位,推拿治疗力适中,使肌肉发热,筋腱松弛,提弹三角肌前束及大小圆肌,点拨、按压肩髃、肩井、云门、天宗等穴,然后进行摇晃及扳动法。扳动法是解脱粘连和清除运动障碍的主要方法。医者一手固定患者肩峰。另一手握患臂的远端,向远端摇晃扳动,以便解除粘连。推拿完成后在痛点顺肌纤维方向行针刺治疗。

处方：二消膏外敷肩关节,以便消除扳动法造成的出血和肿胀;内服增损逍遥散。

推拿辅以针刺治疗3次后疼痛明显缓解,活动稍有改善,治疗6次后进一步好转,在治疗9次后疼痛症状基本消失,活动大有改善,经随访在回去3个月后,全部恢复正常,随访1年疗效巩固。

按语：肩关节周围炎属自限性疾病,经治疗后一般均可痊愈。但疾病进程较痛苦,少数患者可能因疼痛、功能障碍致抑郁、焦虑。故医疗参与加快康复很有必要。针灸、推拿配合中药治疗对本病有很好疗效。能明显减轻患者痛苦。

(党彦峰)

第三节　腕肘部损伤特点及治疗

概　论

腕肘部关节是人体上肢关节的重要组成部分,主要包括肘关节、手关节(桡腕关节、腕骨间关节)、腕掌关节、掌关节、指关节等部分。中医将损伤分为外伤和内伤,外伤是指皮、肉、筋、骨损伤,内伤是指由外力所引起的脏腑损伤及损伤后所引起的气血、脏腑、经络等结构破坏及功能紊乱。郭焕章先生认为损伤的病因主要是外力伤害,如跌倒、高处堕落、撞击、碾压、劳损等引起的各种损伤,上肢损伤则亦然。郭焕章先生强调内外兼治,早期活血化瘀,中期接骨续损、晚期培补肝肾。此外,在受伤的部位亦可外敷接骨膏药。能起到活血化瘀、通络止痛、接骨续损的作用,使伤肢局部情况迅速改善。郭焕章先生治疗腕肘部损伤常用其他方剂有伤科桂枝汤、姜黄桂枝细辛汤、秦艽除湿汤及两手损伤方等。具体方药及组成如下。

(1) 伤科桂枝汤(《伤科补要》):桂枝 9 克,枳壳 9 克,陈皮 12 克,红花 9 克,香附 9 克,生地 9 克,归尾 12 克,元胡 9 克,防风 9 克,赤芍 9 克,羌活 9 克,姜黄 9 克,川芎 9 克。黄酒为引,水煎服,每日 1 剂,分两次服用。

适应证:肘关节劳损,肱骨内、外上髁肌腱炎,手腕及前臂损伤,筋骨疼痛。

方解:治风先治血,血行风自灭,而活血尤需行气,气帅血行,血行则关节清利,疼痛乃除。关节损伤,气血痹阻,乃生疼痛,故本方以枳壳、陈皮、香附行气,桂枝、红花、归尾、元胡、姜黄、川芎、赤芍、生地活血养血,防风、羌活祛风止痛。全方具有行气活血止痛之功。

歌括:伤科桂枝芍生地,香枳红姜芎陈防,羌活当归延胡索,劳损臂痛服之宜。

(2) 姜黄桂枝细辛汤(郭氏经验方):姜黄 9 克,桂枝 9 克,当归 9 克,川芎 9 克,熟地 12 克,白芍 9 克,党参 9 克,白术 9 克,云苓 9 克,制乳香 9 克,制没药 9 克,青皮 9 克,台乌药 9 克,威灵仙 9 克,细辛 3 克,甘草 3 克。水煎服,每日 1 剂,分两次服用。

适应证:气血虚亏,肘部劳损,肱骨内、外上髁痛,前臂腕指筋骨酸痛。

方解:《经》曰:"劳者逸之,损者益之。"劳损之证皆由气血虚弱,劳伤筋骨所致。故本方以八珍益气养血,滋补肝肾培本;更以姜黄、桂枝、乳香、没药、乌药、青皮、细辛、灵仙活血行气通经止痛,使邪散而不伤正。

歌括:姜黄桂枝用八珍,乳香没药同细辛,青皮乌药威灵仙,气虚臂伤此方寻。

(3) 秦艽除湿汤(郭氏经验方):当归 9 克,黄芪 15 克,炒枳壳 9 克,川芎 9 克,陈皮 15 克,羌活 9 克,桂枝 6 克,威灵仙 9 克,钩藤 9 克,白芷 6 克,秦艽 9 克,甘草 9 克。水煎服,黄酒引,每日 1 剂,分两次服用。

适应证：桡骨茎突狭窄性腱鞘炎，腕关节劳损经久不愈，腕关节疼痛或痛及手指。

方解：桡骨茎突部即寸口，五脏六腑之气皆汇集于寸口，气旺血充，则腕部活动流利自如，反之则酸涩疼痛，活动受限。本方以归芪冠于全方之首，气血并调；佐以桂、芍、枳壳、羌活、灵仙、秦艽之类通阳活络，祛风除湿；钩藤入肝以解其痉挛；白芷入胃以和气止痛。全方以调理气血为主，解痉和气以佐之，寓通调寸口百脉之意。

歌括：秦艽除湿芍归芪，枳陈羌活桂枝俱，国老钩藤白芷入，再加威灵腕自愈。

(4) 两手损伤方(郭氏家传方)：当归 6 克，川芎 6 克，桂枝 6 克，羌活 6 克，白芷 9 克，生地 3 克，南星 3 克，紫荆皮 3 克，煅自然铜 6 克。水煎服，每日 1 剂，分两次服用。

适应证：两手损伤，红肿疼痛宜服之。

方解：两手为三阴、三阳交续之处，气血活跃之府，故两手最为灵活。两手受伤，瘀滞并作，疼痛较重，故本方以归、芎、自然铜养血活血祛瘀；桂、羌、芷解肌祛风止痛；南星活络消肿；生地滋阴益肾。合而用之，共奏活血祛风、止痛疏经之功。

歌括：两手损伤用归芎，桂枝羌活与紫荆，白芷生地配南星，活血止痛自然铜。

桡骨远端骨折

桡骨远端骨折是指桡骨远端关节面以上 2～3 cm 范围内的骨折。

一、解剖学

桡骨远端与腕骨(舟状骨与月骨)形成关节面，其背侧边缘长于掌侧，故关节面向掌侧倾斜 10°～15°。桡骨远端内侧缘切迹与尺骨头形成下尺桡关节，切迹的下缘为三角纤维软骨的基底部所附着，三角软骨的尖端起于尺骨茎突基底部。前臂旋转时桡骨沿尺骨头回旋，而以尺骨头为中心。桡骨远端外侧的茎突，较其内侧长 1～1.5 cm，故其关节面还向尺侧倾斜 20°～25°。

二、病因病机

桡骨远端骨折是腕部最常见的骨折,多见于老年人和青壮年。桡骨远端骨折多为间接暴力所致,跌倒时,躯干向下的重力与地面向上的反作用力交集于桡骨远端而发生骨折。骨折是否有移位与暴力的大小有关。根据受伤姿势和骨折移位的不同,可分为伸直型、屈曲型、背侧缘型和掌侧缘型四种类型。

三、临床表现

桡骨远端骨折伤后腕关节局部疼痛、肿胀,手腕功能部分或完全丧失。伸直型骨折从腕部侧位观,骨折远端向背侧移位时,可见"餐叉样"畸形;从腕部正位观,向桡侧移位时,呈"枪刺样"畸形。缩短移位时,可触及上移的桡骨茎突。无移位或不完全骨折时,肿胀多不明显,仅觉局部疼痛和压痛,可有环状压痛和纵轴压痛,腕和指运动不便,握力减弱,须注意与腕部软组织扭伤鉴别。腕关节正侧位 X 线片可明确骨折类型和移位方向。根据受伤史、临床表现和 X 线检查可作出诊断。

四、分型

1. 伸直型

伸直型又称 Colles 骨折,此型最多见。跌倒时,肘部伸直前臂旋前,腕关节呈背伸位,手掌先着地,暴力引起桡骨远端骨折。暴力较轻时,骨折嵌插而无明显移位。暴力较大时,骨折远段向桡侧和背侧移位,桡骨远端关节面改向背侧倾斜,向尺侧倾斜减少或完全消失,甚至向桡侧倾斜。

2. 屈曲型

屈曲型又称 Smith 骨折。跌倒时,手背着地,腕关节急剧掌屈所致。远侧骨折端向掌侧及桡侧移位。

3. 背侧缘型

跌倒时,前臂旋前,腕背伸位手掌着地,外力使腕骨冲击桡骨远端关节面的背侧缘,造成桡骨远端背侧缘劈裂骨折,伴有腕关节向背侧脱位或半脱位。远端骨折块呈楔形,包括该关节面的 1/3,骨折块移向近侧及背侧,腕骨随之移位,此类骨折较少见。

4. 掌侧缘型

跌倒时,腕关节呈掌屈位,手背先着地,造成桡骨远端掌侧缘劈裂骨折,同时伴有腕关节向掌侧脱位或半脱位。

五、治疗

无移位或不完全骨折,可用掌、背侧夹板固定 2～3 周即可,有移位骨折应手法复位后固定。

1. 整复手法

根据骨折类型采用不同的复位方法。

(1)伸直型:患者坐位,前臂中立,屈肘 90°。一助手握住上臂,术者两手拇指并列置于骨折远端的背侧,其他四指置于腕掌部,扣紧大小鱼际肌,逆移位方向持续摇摆牵引,感到(或听到)骨擦音,估计骨折重叠、嵌插已牵开时,将远端旋前 10°～15°,猛力牵抖并迅速尺偏掌屈,骨折即可复位。

(2)屈曲型:患者取坐位或卧位,患肢前臂旋前,手掌向下。术者一手握前臂下段,另一手握腕部,两手沿原来移位方向拔伸牵引 3～5 分钟,待嵌入或重叠移位矫正后,握前臂的拇指置于骨折远端桡侧向尺侧按捺,同时将腕关节尺偏,以矫正其向桡侧移位。然后拇指置于近端背侧用力向下按压,食指置于骨折远端掌侧用力向上端提,同时将患腕背伸,使之复位。

(3)背侧缘型:患者取仰卧位,术者与助手先拔伸牵引,并将腕部轻度屈曲,然后两手相对挤压,在腕背之手用拇指推按背侧缘骨折片,使之复位。

(4)掌侧缘型:患者取坐位,前臂中立位。助手握持上臂下段,一助手持握手指,两助手拔伸牵引,并将患肢轻度背伸。术者两手掌基底部在骨折处掌、背侧相对挤按,使掌侧缘骨折片复位。

2. 固定方法

伸直型骨折先在骨折远端背侧和近端掌侧分别放置一平垫,然后放上夹板,夹板上端达前臂中、上 1/3,桡、背侧夹板下端应超过腕关节,限制手腕的桡偏和背伸活动;屈曲型骨折则在远端的掌侧和近端的背侧各放一平垫,桡、掌侧夹板下端应超过腕关节,限制桡偏和掌屈活动。扎上 3 条布带,最后将前臂悬挂胸前。固定时间为 4～5 周。背侧缘型或掌侧缘型骨折,在整复成功后,可用石膏做超腕关节固定。

3. 练功锻炼

固定期间积极做指间关节、指掌关节屈伸及肩肘部活动。解除固定后,做腕关节屈伸和前臂旋转锻炼。

4. 中药治疗

儿童骨折早期治疗原则是活血祛瘀、消肿止痛,中后期可不用内服药物。中年人按骨折三期辨证用药。老人骨折中后期着重养气血、壮筋骨、补肝肾。解除固定后,均应用中药熏洗以舒筋活络,通利关节。

5. 手术治疗

桡骨远端伸直型和屈曲型骨折绝大多数采用手法复位加夹板固定治疗能够获得满意效果,若复位固定失败,可采用经皮穿针固定或切开复位钢板螺钉固定治疗。桡骨远端掌侧缘或背侧缘骨折,如骨折块较大,复位后不稳定而夹板固定困难者,可采用闭合复位经皮穿针固定或切开复位钢板螺丝钉固定。

六、调护

复位固定后应观察手部血液循环,随时调整夹板松紧度;注意将患肢保持在旋后15°或中立位,纠正骨折再移位倾向;伸直型骨折固定期间应避免腕关节桡偏与背伸活动。粉碎性骨折者,骨折线通过关节面,对位不良者容易遗留腕关节功能障碍,或导致创伤性关节炎,故要求正确对位,并加强患者肢体功能锻炼,以避免后遗症发生。

七、验案举隅

李某,女,60岁。

主诉:右前臂疼痛,肿胀,活动受限1日。

初诊(2024年1月15日):患者1日前因跌倒时右手掌着地,感右前臂剧痛,肿胀,不能活动,未予处理。当日疼痛加重,伴有手指麻木,来我院就诊。既往体健,余无特殊。

查体:右前臂肿胀,餐叉样畸形改变,皮肤紫红,压痛(+),纵向叩击痛(+),活动受限,右桡骨远端有骨性摩擦音,右手指有轻度麻木感。舌红,苔白,脉数。X线检查片示右桡骨远端骨折。

诊断:骨折病(气滞血瘀证);西医诊断:右侧桡骨远端骨折。

治法:手法复位后小夹板外固定,中药治以活血化瘀、通络止痛。

处方:散瘀活血汤。当归9克,赤芍9克,红花9克,桃仁9克,丹皮9克,茜草6克,大蓟6克,小蓟6克。6剂,每日1剂,早晚分两服。

二诊:2周后患者门诊复诊,复查X线示右侧桡骨远端骨折位置理想,调整骨折夹板,继予散瘀活血汤口服,指导患者继续加强腕、肘部主被动功能训练。

三诊:伤6周。拍片复查见骨折线模糊,去除外固定。嘱患者循序渐进行上肢关节屈伸、外展活动。后期每月复查1次至骨折愈合。

按语:患者右侧桡骨远端骨折诊断明确,该患者骨折断端向背侧移位明显,需手法纠正并夹板固定维持复位后骨折形态。中药口服早期宜活血散瘀消肿止痛,后期以补益肝肾为主。后期复查应注意患者骨折位置是否维持良好,若位置不佳,可视情况再次纠正或行手术治疗。

尺桡骨干双骨折

尺桡骨干双骨折是指同时合并桡骨和尺骨骨折,此种骨折发病率在前臂骨折中居第二位,仅次于桡骨远端骨折,可发生侧方移位、重叠、旋转、成角畸形,治疗较为复杂。不同形式的暴力所致骨折的类型亦不同。

一、解剖学

前臂骨由尺骨、桡骨组成。尺骨上端粗而下端细,是构成肘关节的重要部分。桡骨上端细而下端粗,是构成腕关节的重要部分。正常的尺骨是前臂的轴心,通过尺桡近侧、远侧关节及骨间膜与桡骨相连,桡骨沿尺骨旋转,自旋后位至旋前位,回旋幅度可达150°。前臂肌肉较多,有屈伸肌群、旋前旋后肌群等。骨折后可出现重叠、成角、旋转及侧方移位,故整复较难。前臂骨间膜是致密的纤维膜,几乎连接尺桡骨的全长,其松紧度随着前臂的旋转而发生改变。前臂中立位时,两骨干接近平行,骨干间隙最大,骨干中部距离最宽,骨间膜上下松紧一致,对尺桡骨起稳定作用。当旋前或旋后位时,骨干间隙缩小,骨间膜上下松紧不一致,而两骨间的稳定性消失。因此,在处理尺桡骨干双骨折时,为了保持前臂的旋转功能,应使骨间膜上下松紧一致,并预防骨间膜挛缩,故尽可能在骨折复位后将前臂固定在中立位。尺桡骨干双骨折是常见的前臂损伤之一,多见于儿童或青壮年,多发生于前臂中 1/3 和下 1/3 部。

二、病因病机

尺桡骨干双骨折可由直接暴力、传达暴力或扭转暴力所造成。直接暴力:多由于重物打击、机器或车轮的直接压轧,或刀砍伤,导致同一平面的横断或粉碎性骨折。间接暴力:跌倒时手掌着地,暴力通过腕关节向上传导,由于桡骨负重多于尺骨,暴力作用首先使桡骨骨折,若残余暴力比较强大,则通过骨间膜向内下方传导,引起低位尺骨斜形骨折。扭转暴力:跌倒时手掌着地,同时前臂发生旋转,导致不同平面的尺桡骨螺旋形骨折或斜形骨折。多为高位尺骨骨折和低位桡骨骨折。有时导致骨折的暴力因素复杂,难以分析其确切的暴力因素。

三、临床表现

由于暴力的直接作用,多伴有不同程度的软组织损伤,包括肌肉、肌腱断裂,神经血管损伤等。伤后局部疼痛、肿胀,压痛明显,前臂功能丧失。完全骨折时多有成角畸形、骨擦音和异常活动,但儿童青枝骨折仅有成角畸形。前臂正侧位 X 线片可明确骨折类型和移位方向。X 线检查必须包括肘、腕关节,以免遗漏上下尺桡关节脱位的诊断。根据受伤史、临床表现和 X 线检查可作出诊断。若骨折后患肢疼痛剧烈、肿胀严重,手指麻木发凉,皮肤发绀,被动活动手指疼痛加重,应考虑为前臂筋膜间隔区综合征。

四、分型

尺桡骨干双骨折为较为严重的上肢骨折,通常可分为开放性和闭合性两种。

五、治疗

尺桡骨干双骨折可发生多种移位,如重叠、成角、旋转及侧方移位等。若治疗不当可发生尺、桡骨交叉愈合,影响前臂旋转功能。因此治疗的目标除了良好的对位、对线以外,应特别注意恢复前臂的旋转功能。

1. **整复手法**

患者平卧,肩外展90°,肘屈曲90°,中、下1/3骨折取前臂中立位,上1/3骨折取前臂旋后位,由两助手做拔伸牵引,矫正重叠、旋转及成角畸形。尺桡骨干双骨折均为不稳定时,如骨折在上1/3,则先整复尺骨。如骨折在下1/3,则先整复桡骨。骨折在中段时,应根据两骨干骨折的相对稳定性来决定。若前臂肌肉比较发达,加之骨折后出血肿胀,虽经牵引后重叠未完全纠正者,可用折顶手法加以复位。若斜形骨折或锯齿形骨折有背向侧方移位者,应用回旋手法进行复位。若尺、桡骨骨折断端互相靠拢时,可用挤捏分骨手法,术者用两手拇指和示、中、环三指分置骨折部的掌、背侧,用力将尺、桡骨间隙分到最大限度,以利骨间膜恢复其紧张度,使向中间靠拢的尺、桡骨断端继向尺、桡侧各自分离。

2. **固定方法**

若复位前尺、桡骨相互靠拢者,可采用分骨垫放置在两骨之间,若骨折原有成角畸形,则采用三点加压法。各垫放置妥当后,依次放掌、背、桡、尺侧夹板。掌侧板由肘横纹至腕横纹,背侧板由鹰嘴至腕关节或掌指关节,桡侧板由桡骨头至桡骨茎突,尺侧板自肱骨内上髁下达第5掌骨基底部,掌背两侧夹板要比尺桡两侧夹板宽,夹板间距离约1 cm。缚扎后,再用铁丝托或有柄托板固定,屈肘90°,三角巾悬吊,前臂原则上放置在中立位,固定至临床愈合。固定时间成人6～8周,儿童3～4周。

3. **练功锻炼**

初期鼓励患者做手指、腕关节屈伸活动及上肢肌肉舒缩锻炼;中期开始做肩、肘关节锻炼,如弓步云手,锻炼范围逐渐增大,但不宜做前臂旋转锻炼。解除固定后再行前臂旋转锻炼。

4. **中药治疗**

按骨折三期辨证用药,若尺骨下1/3骨折愈合迟缓时,要着重补肝肾、壮筋骨以促进其愈合,若后期前臂旋转活动仍有阻碍者,应加强中药熏洗。

5. **手术治疗**

尺桡骨干双骨折手法复位失败,或多段骨折、斜形骨折或螺旋形、粉碎严重的骨折等不稳定骨折,或骨折合并神经、血管、肌腱损伤者,应切开复位内固定,可选用钢板或髓内针等进行固定。

六、调护

复位固定后,应注意患肢远端血运情况以及时调整夹板松紧度,肿胀较重者可适当轻柔按摩患侧手部。若固定后患肢疼痛剧烈,肿胀严重,手指麻木发凉,皮肤发绀,应及时解除外固定。在固定期间,应使前臂维持在中立位,要鼓励和正确指导患者做适当的练功锻炼。固定早期应每隔3～4日复查X线片1次,注意有无发生再移位,若发现再移位,应及时纠正。此外,在更换外敷伤药、调整夹板松紧度及拍片复查时,应用双手托平患肢小心搬动,切不可用一手端提患肢,同时还应避免伤肢前臂的任何旋转活动,以防骨折再移位。

七、验案举隅

杨某,女,32岁。

主诉:交通意外后右前臂疼痛,肿胀,活动受限一日。

初诊(2023年4月5日):患者一天前因交通意外致右前臂剧痛,肿胀,不能活动,来我院就诊。既往体健,余无特殊。

查体:右前臂肿胀,畸形样改变,皮肤紫红,压痛(＋),纵向叩击痛(＋),活动受限,右手指有轻度麻木感。舌红,苔白,脉数。X线检查片示右尺桡骨骨折,断端明显移位。

诊断:骨折病(气滞血瘀证);西医诊断:右侧尺桡骨骨折。

治法:考虑患者为青年女性,骨折断端明显移位,保守治疗畸形愈合或愈合不良可能,患者及家属要求手术治疗,择期行切开复位钢板螺钉内固定手术。中药治以活血化瘀、通络止痛。

处方:散瘀活血汤加减。当归9克,赤芍9克,红花9克,桃仁9克,丹皮9克,茜草6克,大蓟6克,小蓟6克,补骨脂9克,土鳖虫9克,龙骨20克,牡蛎20克。6剂,每日1剂,早晚分两服。

二诊:术后2周后患者门诊复诊,复查X片示右侧桡骨远端骨折内固定位置理想,拆除手术缝线,指导患者继续加强腕、肘部被动功能锻炼。

按语：尺桡骨干双骨折多移位明显，手法复位预后不佳可能性较高，故多建议手术治疗，术后依然可按照三期辨证予以中药对症治疗。

尺骨鹰嘴骨折

尺骨鹰嘴骨折是波及半月切迹的关节内骨折。

一、解剖学

尺骨近端后方位于皮下的突起为鹰嘴，尺骨鹰嘴为肱三头肌的附着处，与前方的尺骨冠状突构成半月切迹，此切迹恰与肱骨滑车关节面构成肱尺关节，尺肱关节只有屈伸活动，是肘关节屈伸的枢纽。

二、病因病机

尺骨鹰嘴骨折多见于成年人和老年人。尺骨鹰嘴骨折多数由间接暴力造成。跌倒时，肘关节突然屈曲，同时肱三头肌强烈收缩，则发生尺骨鹰嘴撕脱骨折，近端被肱三头肌牵拉而向上移位。直接暴力亦可造成尺骨鹰嘴骨折，如肘后部受直接打击，或跌倒时肘后着地而使鹰嘴受直接撞击，常发生粉碎骨折，但多数无明显移位。鹰嘴骨折线多数侵入半月切迹，为关节内骨折。少数撕脱的骨折片较小，骨折线可不侵入关节。

三、临床表现

伤后尺骨鹰嘴部疼痛，压痛明显，局限性肿胀，肘关节活动功能障碍。分离移位时，在局部可扪及鹰嘴骨片向上移和明显的骨折间隙或骨擦感，主动伸肘功能丧失。关节内积血时，鹰嘴两侧凹陷处隆起。肘关节侧位 X 线片可明确骨折的类型和移位程度。根据受伤史、临床表现和 X 线检查可作出诊断。

四、分型

根据骨折的特点和表现，临床上将尺骨鹰嘴骨折分为以下三种类型。

1. 无移位骨折

这种骨折多由直接暴力造成，骨折块没有明显的移位。这意味着骨折的两端没有发生错位或错位很小。

2. 移位骨折

此类骨折多由间接暴力引起,骨折块有明显的移位,并且骨折线呈现横断或斜行的形态。骨折的两端发生了明显的错位,骨折线也不是完全横向断裂。

3. 粉碎性骨折

这是一种严重的骨折类型,通常是由直接暴力造成的。在这种情况下,骨折碎片多数情况下没有明显的移位,但骨折碎片数量较多,形成了骨折区域的粉碎状。

五、治疗

无移位骨折或老人粉碎性骨折移位不显著者,不必手法整复。有分离移位者,则必须整复。

1. 整复手法

先把血肿抽吸干净,术者站在患肢近端外侧,两手环握患肢,以两拇指推迫其近端向远端靠拢,两示指与两中指使肘关节徐徐伸直,即可复位。

2. 固定方法

无移位骨折、已施行内固定者或肱三头肌成形术者,可固定肘关节于屈曲 20°~60°位 3 周。

有移位骨折手法整复后,在尺骨鹰嘴上端用抱骨垫固定,并用前、后侧超肘夹板固定肘关节于屈曲 0°~20°位 3 周,以后再逐渐改为固定在屈肘 90°位 1~2 周。

3. 练功锻炼

整复后即可做手指、腕关节屈伸活动,2~3 周后做肘关节屈伸活动。

4. 中药治疗

按骨折三期辨证用药,解除固定后加强中药熏洗。

5. 手术治疗

手法整复不满意者,可切开复位用丝线或钢丝缝合固定,修补肱三头肌肌腱。移位明显的粉碎骨折,可考虑将骨碎片切除,行肱三头肌成形术。

六、调护

保持肘关节处于伸直位固定,逐渐屈曲肘关节。

七、验案举隅

刘某,女,65岁。

主诉:摔伤后左肘关节疼痛伴活动受限6小时余。

初诊(2023年2月2日):患者6小时前滑倒摔伤致左侧肘关节疼痛伴活动受限,来我院就诊。既往高血压病史,余无特殊。

查体:左肘关节高度肿胀,皮肤无破损,屈伸功能受限,肘后三角关系异常,尺骨鹰嘴可触及骨擦感,左前臂及手无麻木,五指功能正常。舌红,苔白,脉数。X线片示左侧尺骨鹰嘴骨折,断端明显移位。

诊:骨折病(气滞血瘀证);西医诊断:左侧尺骨鹰嘴骨折。

治法:考虑患者为老年女性,骨折断端明显移位,保守治疗畸形愈合或愈合不良可能,患者及家属要求手术治疗,择期行切开复位钢丝张力带内固定手术。中药治以活血化瘀、通络止痛。

处方:一号损伤散加减。乳香45克,没药45克,土鳖虫45克,牡蛎45克,三七90克,麝香6克,煅自然铜45克。每日2次,每次3克。

二诊:术后2周后患者门诊复诊,复查X线片示左侧尺骨鹰嘴骨折内固定位置理想,拆除手术缝线,嘱患者术后4周内开始肘关节被动活动训练,6周后开始主动活动训练。

按语:尺骨鹰嘴骨折若无明显移位可手法复位后外固定治疗。若移位明显,手法复位后骨折稳定性欠佳,故建议手术治疗。术后依然可按照三期辨证予以中药对证治疗。

肘关节扭挫伤

肘关节扭挫伤是常见的肘关节闭合性损伤,多在劳动、运动、玩耍时致伤。凡使肘关节发生超过正常活动范围的运动,均可引起关节内、外软组织损伤。

一、解剖学

肘关节由肱尺、肱桡及上尺桡三个关节组成,共同在一个关节囊内,是颇为稳定的屈戌关节。肘关节的内、外侧有侧副韧带加强,周围有伸肌群、屈肌群的肌肉、肌腱所包裹附着,上尺桡关节有环状韧带固定。肘关节的伸屈活动范围在 0°～140°,前臂的旋转功能由上、下尺桡关节完成。由于肘关节是活动较多的关节,故在劳作和运动时发生筋伤的机会较多。

二、病因病机

多因跌挫、扭转等暴力引起。如跌扑滑倒、手掌撑地,肘关节处于过度外展、伸直或半屈位时所受到的间接暴力,均可致肘关节扭伤;直接暴力打击则可造成肘关节挫伤。由于关节的稳定性主要依靠关节囊和韧带的约束,而侧副韧带又有防止肘关节侧移的作用,所以肘关节扭挫伤常可损伤侧副韧带、环状韧带、关节囊和肌腱,造成肘关节尺、桡侧副韧带,关节囊及肘部肌肉和筋膜的撕裂。

三、临床表现

常伴有明显外伤史。伤后肘关节处于半屈曲位,呈弥漫性肿胀、疼痛、屈伸活动受限,有的可出现皮下瘀斑,甚至有波动感。压痛点往往在肘关节的内后方和内侧副韧带附着部。严重的扭挫伤要注意与骨折相区别,环状韧带的断裂常使桡骨头脱位并尺骨上段骨折。在成人通过 X 线片易确定有无合并骨折,在儿童骨骺损伤时较难区别,可与健侧同时摄片对比,避免漏诊。部分严重的肘部扭挫伤,有可能是肘关节错缝后已自动复位,只有关节明显肿胀,已无脱位征,易误诊为单纯扭伤。在后期可出现血肿钙化,并影响肘关节的伸屈功能。

四、治疗

以固定、练功为主,配合药物、手法治疗。

1. 理筋手法

伤后即来诊治者,宜将肘关节做 1 次 0°～140°的被动伸屈,有利于整复微细的关节错位。触摸到压痛点后,以两手掌环握肘部,轻轻按压1～2分钟,以减轻疼痛;然后用轻按摩拿捏手法,理顺筋络,以患者有舒适感为度。但不宜反复做,尤其在恢复期,更不能做强力的被动伸屈,这样虽能拉开粘连,但同时又会引起血肿,加重损伤,以后粘连更加严重,甚至引起血肿的钙化。

2. 固定方法

初期用三角巾将患肢置于屈肘90°的功能位悬吊胸前,以限制肘关节的伸屈活动,并督促患者多做手指伸屈、握拳活动,以利消肿。

3. 练功锻炼

肿痛减轻后,可逐步进行肘关节屈伸功能的自主锻炼,使粘连机化逐步松解,以恢复关节的正常功能。

4. 中药治疗

初期治宜散瘀消肿,方用加味活血汤或七厘散,外敷消定膏或二乌膏。后期治宜消肿活络,可内服舒筋活血汤或和营止痛汤,外用上肢损伤洗方、散瘀活伤汤熏洗热敷。

5. 其他疗法

可选用超短波或中药离子导入等理疗。若肘关节尺、桡侧副韧带完全断裂,关节失稳者,宜手术治疗。

五、调护

严重的肘关节扭挫伤,治疗不及时或处置不当,或进行不适当的反复按摩,都可造成关节周围组织的钙化、骨化,形成骨化性肌炎。因此,肘关节损伤后的功能恢复不能操之过急,否则常遗留关节强直的后患。

六、验案举隅

达某,男,16岁。

主诉:摔伤后左肘关节疼痛伴活动受限1小时余。

初诊(2023年3月12日):患者1小时前滑倒摔伤致左侧肘关节疼痛伴活动受限,来我院就诊。既往体健,余无特殊。

查体:左肘关节中度肿胀,皮肤无破损,屈伸功能受限,肘后三角关系正常,尺骨鹰嘴未触及骨擦感,左前臂及手肌力正常,五指功能正常。舌红,苔白,脉数。X线检查片未见明显异常。

诊断:伤筋病(气滞血瘀证);西医诊断:左侧肘关节挫伤。

治法:考虑患者为青年男性,伤后左肘关节疼痛伴活动受限,未见骨折征象,故考虑软组织损伤。予以上肢支具固定后二消膏外敷。口服醋氯芬酸分散片及迈之灵片。

二诊:1周后患者门诊复诊,患者疼痛伴活动受限症状明显改善,肿胀明显好转。嘱患者继续固定1周。

按语:患者为青年男性,伤后左肘关节疼痛伴活动受限,未见骨折征象,故考虑软组织损伤。软组织损伤常伴随韧带损伤,故初诊需固定2周,药物治疗以对症治疗为主。

腕部扭挫伤

腕部扭挫伤一般是由于腕关节受到外伤、过度扭曲等因素引起的软组织损伤。

一、解剖学

腕部的结构比较复杂,由尺桡骨远端、远近两排腕骨及5个掌骨组成了多个关节。桡骨远端与近排腕骨构成桡腕关节;尺骨远端由三角软骨与腕关节隔开;尺桡骨远端由掌侧、背侧韧带所附着固定,构成下尺桡关节。腕关节附近又有众多的肌腱附着,关节周围无肌肉组织。由于腕部的多关节结构,且活动频繁,易发生筋伤疾患。

二、病因病机

腕部扭挫伤是指外力作用造成腕关节部的韧带、筋膜等筋的损伤。由于跌扑时手掌或手背着地,或用力过猛,迫使腕部过度背伸、掌屈及旋转活动,超出腕关节正常活动范围,引起腕部韧带、筋膜、关节囊的扭伤或撕裂。直接暴力打击可致腕部挫伤。

三、临床表现

有明显的外伤史。伤后腕部疼痛、肿胀,活动时加剧,局部压痛,腕关节活动受限。由于受力的部位与方向不同,可在相应的部位发生肿胀、疼痛和压痛。桡骨茎突疼痛和压痛,多为桡侧副韧带损伤;尺骨茎突疼痛和压痛,多为尺侧副韧带损伤;腕部掌屈时疼痛,多为腕背侧韧带损伤;腕部背伸时疼痛,多为腕掌侧韧带损伤;腕部酸痛无力,尺骨小头异常突起,按之有松动感,多为下尺桡关节韧带损伤,腕关节 X 线正位片可显示下尺桡关节间隙明显增宽,必要时需与健侧片比较。若伤情严重,腕部各个方向活动均有疼痛及功能障碍时,可能为韧带肌腱的复合伤或有骨折及半脱位的存在。腕部的挫伤要与无移位的桡骨远端骨折、手舟骨骨折相鉴别。无移位的桡骨远端骨折肿胀多不明显,压痛局限在桡骨远端;手舟骨骨折时,肿胀和压痛点局限在阳溪穴部位。摄腕关节 X 线片可加以鉴别。

四、治疗

以手法治疗为主,配合药物、固定治疗。

1. 理筋手法

患者正坐,术者先在腕部肿痛部位做抚摩、揉、捏等手法,然后拿住拇指及第 1 掌骨,自外向里摇晃 6～7 次;再拔伸、屈腕,按上法依次拔伸第 2～5 指,最后将腕关节背伸。术毕再依肌腱走行方向理顺筋络数次。

2. 固定方法

对损伤较重者,可用两块夹板将腕关节固定于功能位 2 周。去除固定后,可用弹力护腕保护。

3. 练功锻炼

伤后 24 小时疼痛缓解,可做手指伸屈活动。3～5 日后疼痛减轻,应用力做握拳及手指伸展活动。去除外固定后,进行腕关节屈伸及前臂旋转活动。练功活动应以不加重腕部的疼痛为标准。

4. 中药治疗

初期治宜祛瘀消肿止痛,可内服七厘散、和营止痛汤等,外敷消定膏或二乌膏。后期治宜消肿和络,可内服舒筋活血汤,外用上肢损伤洗方熏洗。

五、调护

伤后早期宜冷敷,有韧带撕裂者需予以固定。腕部扭挫伤后期容易发生腕部的韧带挛缩,出现腕部关节、掌指关节的僵硬,应主动进行活动,如揉转金属球、核桃,以锻炼手腕部屈、伸和桡、尺侧偏斜及环转。

六、验案举隅

张某,男,30 岁。

主诉: 摔伤后左腕关节疼痛伴活动受限 1 小时余。

初诊(2023 年 4 月 12 日): 患者 1 小时前滑倒摔伤致左侧腕关节疼痛伴活动受限,来我院就诊。既往体健,余无特殊。

查体: 左腕关节轻度肿胀,皮肤无破损,屈伸功能受限,尺桡骨远端未触及骨擦感,左前臂及左手肌力正常,五指功能正常。舌红,苔白,脉数。X 线检查片未见明显异常。

诊断: 伤筋病(气滞血瘀证);西医诊断:左侧腕关节挫伤。

治法: 考虑患者为青年男性,伤后左腕关节疼痛伴活动受限,未见骨折征象,故诊为软组织损伤。予以二消膏外敷。口服醋氯芬酸分散片及迈之灵片。

按语: 考虑患者为青年男性,伤后左腕关节疼痛伴活动受限,未见骨折征象,故考虑软组织损伤,药物治疗以对症治疗为主。软组织损伤常伴随肌腱及韧带损伤,故早期常常建议支具固定至少 2 周,通常预后良好。支具固定过程中可指导患者做被动屈伸活动训练,防止愈后关节功能不佳。

肱骨外上髁炎

肱骨外上髁炎是以肱骨外上髁部局限性疼痛,并影响伸腕和前臂旋转功能为特征的慢性劳损性疾病。本病称谓较多,如肱桡关节滑囊炎、肱骨外上髁骨膜炎、肱骨外上髁综合征等;因网球运动员较常见,故又称网球肘。本病多见于男性,以右侧多见。

一、解剖学

起于肱骨外上髁部的有桡侧腕长伸肌、桡侧腕短伸肌、肱桡肌、旋后肌等,主要功能为伸腕、伸指,其次使前臂旋后。当腕背伸或前臂旋后过度都会使附着于肱骨外上髁部的腕伸肌腱、筋膜受到牵拉而致伤。

二、病因病机

肱骨外上髁炎多因慢性劳损致肱骨外上髁处形成急、慢性炎症所引起。肱骨外上髁是前臂腕伸肌的起点,由于肘、腕关节的频繁活动,长期劳累,使腕伸肌的起点反复受到牵拉刺激,引起部分撕裂和慢性炎症,出现局部滑膜增厚和滑囊炎等病理改变。亦有学者认为本病的病理机制是伸肌总腱处穿出的神经、血管受压所致。因此,多见于从事前臂及腕部活动强度较大的劳作人员,如砖瓦工、木工、网球运动员及家庭妇女等。

三、临床表现

该疾病起病缓慢,初起时在劳累或做某一动作时偶感肘外侧酸胀疼痛,休息后缓解。随着病情的加重,做拧毛巾、扫地、端壶倒水等动作时疼痛加剧,前臂无力,甚至持物落地。日久转为持续性疼痛,可向上臂及前臂放散,影响肢体活动。肱骨外上髁及肱桡关节间隙处有明显的压痛点,压痛可沿桡侧伸肌总腱方向扩散,肘关节伸屈活动无障碍,少数患者局部轻度红肿。腕伸肌紧张试验、密耳(Mill)征阳性。X线片检查多属阴性,偶见肱骨外上髁处骨质密度增高的钙化阴影或骨膜肥厚影像。若病变发生在肱骨内上髁,则为肱骨内上髁炎,肿痛和压痛在肘内侧,抗阻力屈腕时疼痛明显。若病变发生在尺骨鹰嘴,则为鹰嘴滑囊炎,肿痛和压痛在肘后侧,肘关节伸屈轻度受限。

四、治疗

以手法治疗为主,配合药物、针灸、针刀疗法、封闭、理疗等治疗。

1. 理筋手法

用弹拨、分筋、屈伸、顶推等手法治疗,以达到缓解痉挛、活络止痛之目的。患者正坐,术者先用拇指在肱骨外上髁及前臂桡侧痛点处做弹拨、分筋;

然后术者一手由背侧握住腕部,另一手掌心顶托肘后部,拇指按压在肱桡关节处,握腕部之手使桡腕关节掌屈,并使肘关节做屈、伸的交替动作,同时另一手于肘关节由屈曲变伸直时在肘后部向前顶推,使肘关节过伸,肱桡关节间隙加大,如有粘连时,可撕开桡侧腕伸肌之粘连。

2. 中药治疗

治宜养血荣筋、舒筋活络,内服伤科桂枝汤、姜黄桂枝细辛汤等,外用消定膏或用散瘀活伤汤熏洗热敷患处。

3. 针灸治疗

以痛点及周围取穴,隔日 1 次;或用梅花针叩打患处,再加拔火罐,3～4日 1 次;亦可结合温针、电针治疗。

4. 封闭疗法

可用 1% 利多卡因 2 mL 加醋酸泼尼松龙 12.5 mg 做痛点封闭治疗。

5. 针刀疗法

局部麻醉后从压痛点进针,将针刀刀口线与伸肌的纤维走向平行,垂直刺入,直达肱桡关节滑囊和骨面,纵行疏通剥离数刀;若有瘢痕结节,行瘢痕刮除刀法;术后压迫针孔片刻,无菌纱布包扎后,伸屈活动患肘数次。

6. 物理疗法

可采用超短波、磁疗、蜡疗、光疗、离子透入疗法等,以减轻疼痛,促进炎症吸收。

五、调护

肱骨外上髁炎是由于前臂旋前和伸腕动作的频繁活动,腕伸肌的起点反复受到牵拉刺激而引起,因此尽量避免其剧烈活动和过度劳累。疼痛发作期应减少活动,必要时可选择三角巾悬吊等做适当固定,待疼痛明显缓解后应及时解除固定并逐渐开始肘关节功能活动,但要避免使伸肌总腱受到明显牵拉的动作。

六、验案举隅

刘某,女,41 岁。

主诉:右手腕肘部反复疼痛 3 个月。

初诊(2023年2月25日)：患者3个月前劳累后出现右肘部疼痛，自行休息及膏药外敷后症状缓解，后每逢劳累后症状反复出现。现疼痛加重，来我院就诊。既往体健，余无特殊。

查体：右肘关节皮肤正常，腕伸肌紧张试验(＋)，Mill 征(＋)。舌淡苔白，脉弱。右肘关节 X 线检查未见明显异常。

诊断：痛痹(气血虚弱证)；西医诊断：右网球肘。

治法：除湿止痛，行气通络。

处方：姜黄桂枝细辛汤。姜黄9克，桂枝9克，当归9克，川芎9克，熟地12克，白芍9克，党参9克，白术9克，云苓9克，制乳香9克，制没药9克，青皮9克，台乌药9克，威灵仙9克，细辛3克，甘草3克。5剂，每日1剂，早晚温服。加二消膏外敷。

建议患者近期休息，减少上肢重复性活动。

二诊：2周后患者门诊复诊，自诉症状较前轻微缓解，劳累后症状仍加重，予以复方倍他米松1mL局部封闭治疗，患者症状马上缓解，未再就诊。

按语：肱骨外上髁炎病理变化以重复性机械摩擦导致的无菌性炎症为主，部分早期症状较轻患者在休息及对症治疗后症状好转。若保守治疗疗效欠佳，局部封闭可取得满意疗效，但少部分患者封闭治疗后仍有复发风险。

桡骨茎突狭窄性腱鞘炎

桡骨茎突腱鞘为拇长展肌腱和拇短伸肌腱的共同腱鞘。在日常的劳作中，拇指的对掌和伸屈动作较多，使拇指的外展肌和伸肌不断收缩，以致该部位发生无菌性炎症，造成狭窄性腱鞘炎。本病好发于中年人，以女性多见。

一、解剖学

桡骨远端向前延伸出的锥状突起为桡骨茎突，桡骨茎突掌侧下端外侧面向外前侧有突出的纵行骨嵴，是桡骨茎突部纵行结构上最突起的骨性结构。在桡骨茎突掌侧骨嵴从远端到桡骨茎突尖的走行弧线中存在一最高点，此点为桡骨茎突最高点，亦为中医临床上"高骨"体表最高点。此骨性标志体表清晰可见易触及，故其可作为良好的临床定位标志。掌侧骨嵴和背侧骨嵴构成了骨沟,狭窄而浅,底面凹凸不平,沟面覆盖腕背韧带(伸肌支持带),骨沟与腕背韧带构成了骨性纤维管,拇长展肌与拇短伸肌肌腱共用一个腱鞘通过骨性纤维管,与其他肌腱分开,为本病好发部位。

二、病因病机

多为慢性积累性损伤所引起。手腕部长期过度劳累可导致本病的发生,如家庭妇女、手工劳动者、文字誊写员等,因所从事的工作使拇长展肌及拇短伸肌的肌腱在共同的腱鞘中频繁地来回磨动,日久劳损,即可使腱鞘发生损伤性炎症,造成纤维管的充血、水肿,鞘壁增厚、管腔变窄,肌腱变粗,肌腱在管腔内滑动困难而产生相应的症状。体弱血虚,血不荣筋者,更易发生本病。若局部病变迁延日久,腱鞘纤维化和挛缩,腱鞘腔越变狭窄,使症状更为顽固。

三、临床表现

本病多见于中年妇女,发病缓慢,腕部桡侧疼痛,提物乏力,尤其不能做提壶倒水等动作。桡骨茎突处有隆起,或可有结节,在桡骨茎突及第 1 掌骨基底部之间有压痛。部分患者局部有微红、微肿、微热,疼痛可放射至手部。握拳试验(Finkel‐Stein 征)阳性。

四、治疗

以手法治疗为主,配合针灸、针刀、药物等疗法,必要时行手术治疗松解腱鞘。

1. 理筋手法

患者正坐,术者一手托住患手,另一手于腕部桡侧疼痛处及其周围做上下来回地按摩、揉捏。然后按压手三里、阳溪、合谷等穴,并弹拨肌腱 4～5 次。再用左手固定患肢前臂,右手握住患手,在轻度拔伸下缓缓旋转及伸屈腕关节。最后用右手拇、示二指捏住患手拇指末节,向远心端拉伸,起舒筋解粘、疏通狭窄的作用,结束前再按摩患处 1 次。每日或隔日 1 次。

2. 针灸治疗

取阳溪为主穴,配合谷、曲池、手三里、列缺、外关等,得气后留针 15 分钟,隔日 1 次。

3. 针刀疗法

针刀刀口线和桡动脉平行,在鞘内纵行疏剥,病情严重者,亦可刺穿腱鞘使刀口接触骨面,刀身倾斜,将腱鞘从骨面上剥离铲起,出针,针孔按压至不出血为止。注意勿伤桡动脉和神经支。

4. 手术治疗

以上方法治疗未见效果者,可行腱鞘松解术。在局麻下纵行切开腕背韧带和腱鞘(不缝合),解除对肌腱的卡压,缝合皮肤切口。有时拇长展肌与拇短伸肌腱各有一个腱鞘,此种解剖变异,术中应探查清楚。

5. 中药治疗

治宜调养气血、舒筋活络为主,内服可用秦艽除湿汤等,局部可外用散瘀活伤汤熏洗。

五、调护

患者平时做手部动作要缓慢,尽量脱离手腕部过度活动的工作,少用凉水,以减少刺激。疼痛严重时,可用夹板或硬纸板将腕关节固定于桡偏、拇指伸展位3～4周,以限制活动,可缓解症状。

六、验案举隅

张某,男,35岁,程序员。

主诉:右手腕部疼痛,活动受限1周。

初诊(2024年1月25日):患者1周前因长时间使用电脑键盘,感右手腕部疼痛,活动受限,握拳尺偏试验阳性,未予处理。当日疼痛加重,伴有手指麻木,来我院就诊。既往体健,余无特殊。

查体:右手腕部皮肤正常,压痛(+),Tinel征(+)。舌淡苔白腻,脉弦滑。B超示右手腕部屈肌腱腱鞘炎。

诊断:筋痹(寒湿阻络证);西医诊断:右侧腕屈肌腱腱鞘炎。

治法:除湿止痛,行气通络。

处方:秦艽除湿汤加减。当归9克,黄芪15克,枳壳9克,川芎9克,陈皮15克,羌活9克,桂枝6克,威灵仙9克,钩藤9克,白芷6克,秦艽9克,甘草9克。5剂,每日1剂,早晚温服。加二消膏外敷。建议患者近期休息,减少上肢重复性活动。

二诊：2周后患者门诊复诊，半月后患者门诊复诊，自诉症状较前轻微缓解，家务时症状仍加重。建议患者行手部腱鞘切开术，术后患者症状消失。

按语：腱鞘炎病理特征以腱鞘增厚为主，属器质性病变，少部分早期症状较轻患者在休息及对症治疗后症状好转，但大部分患者需手术松解才可解除病痛。

肘关节脱位

肘关节脱位是最常见的脱位之一，多发生于青壮年，儿童与老年人少见。

一、解剖学

肘关节由肱骨下端、桡骨头和尺骨近端所组成，包括肱尺关节、肱桡关节和近端尺桡关节，三个关节共在一个关节囊内。肘关节囊前、后壁薄而松弛，两侧壁厚而紧张，并有桡、尺侧副韧带加强。关节囊的后壁最薄弱，故常见肘关节后脱位。肘关节的运动以肱尺关节为主，是屈戌关节，允许做屈、伸运动。肱骨内、外上髁和尺骨鹰嘴都易在体表扪及，当肘关节完全伸直时，此三点位于一条直线上。当屈肘90°时，此三点的连线构成一尖端朝下的等腰三角形，称为"肘后三角"，是鉴别肱骨髁上骨折和肘关节脱位的重要体征。

二、病因病机

肘关节脱位通常是由外力作用、运动损伤、先天性畸形、关节松弛等因素引起。

（1）外力作用：肘关节受到强大的外力冲击或扭曲，如跌倒时用手支撑地面，或意外事故中的直接撞击。

（2）运动损伤：在运动中，如果肘关节受到过度拉伸或扭曲，如篮球运动员的跳投动作，可能导致肘关节脱位。

（3）先天性畸形：某些患者天生骨骼、肌肉或韧带等结构异常，使得肘关节容易脱位。

（4）关节松弛：某些患者由于遗传或其他原因导致关节韧带松弛，使得肘关节稳定性较差,容易发生脱位。

(5) 反复性脱位:如果肘关节曾经脱位过,韧带和关节结构可能受损,增加了再次脱位的风险。

三、临床表现

后脱位:肘关节呈弹性固定于 45°左右的半屈曲位,呈靴状畸形,肘后可触及移位的尺骨鹰嘴,肘前可触及移位的肱骨下端,关节的前后径增宽,左右径正常。若合并侧方脱位,可呈现肘内翻或肘外翻畸形,肘关节出现内收、外展等异常活动,肘部的左右径增宽。肘后三点骨性标志的关系发生改变。

前脱位:肘关节过伸,屈曲受限,呈弹性固定,肘前隆起,可触到脱出的尺桡骨上端,在肘后可触到肱骨下端及游离的鹰嘴骨折片。肘关节正侧位 X 线片可明确脱位的类型及是否合并骨折。

早期并发症:后脱位可合并肱骨内或外上髁撕脱骨折,尺骨冠状突骨折,桡骨头或桡骨颈骨折,肘内、外侧副韧带断裂,桡神经或尺神经牵拉性损伤,肱动、静脉压迫性损伤。前脱位并发鹰嘴骨折。

后期并发症:侧副韧带骨化、骨化性肌炎、创伤性关节炎及肘关节僵硬等。

肘关节后脱位应与肱骨髁上伸直型骨折相鉴别:后脱位多见于青壮年,而伸直型骨折好发于儿童。脱位时,压痛较广泛,肘后三角关系失常,伴有弹性固定。但骨折后,多伴有皮下瘀斑,压痛位于髁上部,肘后三角关系正常,有骨擦音或异常活动,但无弹性固定。

四、分型

肘关节脱位按尺桡骨近端的移位方向可分为后脱位、前脱位、侧方脱位、分离脱位及骨折脱位等。以后脱位最为常见。

五、治疗

新鲜性肘关节后脱位应以手法整复为主,宜早期复位及固定。并发骨折者,应先整复脱位,然后处理骨折。多数骨折如肱骨内或外髁撕脱骨折、尺骨冠状突骨折可随脱位的复位一并复位。陈旧性脱位,应力争手法复位,可根据实际情况考虑手术治疗。前脱位多合并尺骨鹰嘴骨折,应手术治疗。

1. 整复方法

（1）拔伸屈肘法：患者取坐位，助手立于患者背侧，以双手握其上臂，术者站在患者前面，以双手握住腕部，置前臂于旋后位，与助手相对牵引3～5分钟后，术者以一手握腕部保持牵引，另一手的拇指抵住肱骨下端向后推按，其余四指置于鹰嘴处，向前端提，并缓慢地将肘关节屈曲，若闻及入臼声，则说明脱位已复位。或患者仰卧位，术者一手以掌根按住肱骨下端，另一手握住腕部，置前臂于旋后位，牵引3～5分钟后，用力向下按肱骨远段，同时徐徐屈肘，闻及入臼声，则复位成功。

（2）膝顶复位法：患者端坐于椅上，术者立于患侧前面，一手握其前臂，一手握住腕部，同时用一足踏于椅面上，以膝顶在患肢肘窝内，沿前臂纵轴方向用力拔伸，然后逐渐屈肘，有入臼感后，则复位成功。

2. 固定方法

后脱位复位后，一般用绷带做肘关节"8"字固定，肘关节屈曲90°，前臂中立位，三角巾悬吊前臂于胸前，2周后去除固定。

3. 练功活动

固定期间，可做肩、腕及掌指关节的活动。去除固定后，积极进行肘关节的主动活动，因伸肘功能容易恢复，当以屈肘为主。

4. 手术治疗

新鲜性肘关节前脱位合并尺骨鹰嘴骨折，肘关节后脱位有内上髁骨折块嵌入关节腔或合并神经、血管损伤而手法整复失败者，以及超过3周以上的陈旧性脱位，应手术切开复位，并对骨折予以相应的固定处理。

5. 中药治疗

按脱位三期辨证论治。早期重在活血祛瘀，消肿止痛。肿胀严重、血运障碍者加用三七、丹参，并重用祛瘀、利水、消肿药物，如白茅根、木通之类。合并神经损伤者，应加用行气活血、通经活络之品。

六、调护

肘关节脱位后，血肿极易纤维化或骨化，产生肘关节僵硬或骨化性肌炎，故脱位整复后，应鼓励患者尽早主动锻炼肘关节活动，避免粘连。但必须禁止肘关节的粗暴被动活动，以免增加新的损伤，加大血肿，产生骨化性肌炎。

七、验案举隅

王某,女,40岁。

主诉: 右肘关节疼痛,肿胀,活动受限半天。

初诊(2024年1月20日): 患者半天前因打网球时不慎摔倒,右手掌着地,感右肘关节剧痛,肿胀,不能活动,未予处理。当日疼痛加重,伴有手指麻木,来我院就诊。既往体健,余无特殊。

查体: 肘关节肿胀,皮肤紫红,关节外观明显畸形样改变,压痛(+),活动受限,未触及骨性摩擦音,右手指有轻度麻木感,右肘关节恐惧症(+)。舌红,苔白,脉弦。X线片示右肘关节后脱位。

诊断: 脱位病(气滞血瘀证);西医诊断:右侧肘关节脱位。

治法: 手法复位后石膏托外固定;内治活血化瘀、通络止痛。

处方: 一号损伤散加减。乳香45克,没药45克,土鳖虫45克,煅牡蛎45克,醋煅自然铜45克,参三七90克,麝香6克。每日2次,每次3克。

二诊: 2周后患者门诊复诊,复查X线片示右侧肘关节位置理想,拆除石膏,指导患者患肢主被动功能活动康复训练。

按语: 患者外伤致右侧肘关节脱位,但X线检查未提示骨折征象,主要以肘关节周围韧带损伤为主。复位后石膏托固定2周,以便软组织恢复。但不宜固定时间太长,避免患者肌肉萎缩或肘关节强直。固定后应嘱托患者观察血供,如有不适及时医院就诊。

掌指关节及指间关节脱位

掌指关节脱位主要是由于间接力量导致手指扭伤、戳伤、手指极度背伸时发生,拇指、示指最多。

一、解剖学

掌指关节由掌骨头与相应的近节指骨基底部构成。掌拇关节为屈戌关节,可做屈伸活动。其他四指的掌指关节为球窝关节,能做屈伸、内收、外展及环绕活动,但不能做回旋活动。掌指关节的内外侧、掌侧及背侧均有韧带加强。

指间关节由近侧指骨滑车与远侧指骨基底部构成,为屈戍关节,仅能做屈伸活动。关节囊两侧有侧副韧带加强。指骨间关节为单向活动的屈伸关节,在关节极度过伸、扭转或侧方挤压时,可造成关节囊关节侧副韧带损伤,重者韧带断裂,或伴有撕脱骨折,有时造成关节脱位。

二、病因病机

掌指关节脱位多由掌指关节过度背伸暴力引起,掌侧关节囊被撕裂,掌骨头脱出,多为背侧脱位。以拇指掌指关节脱位多见。而其中拇掌指关节背侧半脱位通常是由于受到过伸外力的作用造成拇指掌骨过度背伸,常导致近侧掌板撕裂。拇掌指关节背侧半脱位也称单纯型背侧脱位,即掌指骨表面之间,但大部分关节连接仍存在。指间关节脱位多因外力使关节极度过伸、扭转或侧方挤压,致关节囊破裂,侧副韧带撕断而发生。

三、临床表现

(1)掌指关节脱位:掌指关节疼痛、肿胀,过度背伸畸形,呈弹性固定,自动伸屈活动障碍,在掌横纹处可触及高突的掌骨头。

(2)指间关节脱位:关节疼痛、肿胀,呈过度背伸或内、外翻畸形,弹性固定,自动伸屈活动障碍。若指间关节脱位伴侧副韧带断裂,可出现关节的侧向活动。手部正侧位或斜位X线片可明确掌指关节和指间关节脱位的部位和方向。

四、分型

(1)掌指关节脱位:脱位的方向多为远节指骨向背侧移位,或内、外侧移位。

(2)指间关节脱位:脱位的方向多为远节指骨向背侧移位或内、外侧移位,前方脱位极为罕见。指间关节脱位常与侧副韧带损伤同时发生。

五、治疗

1. 整复方法

(1)掌指关节脱位:患者取坐位,助手固定患侧手腕部。术者一手握持伤指,并用拇、示二指捏住近节指骨,顺势向后下牵拉。同时用另一手握住手掌,并用拇指向背侧推按脱位的掌骨头。两手配合逐渐屈曲伤指的掌指关节,使其复位。

（2）指间关节脱位：术者双手握持伤指,适当用力牵引,再轻度用力屈曲或扳正侧偏之手指,即可复位。

2. 固定方法

（1）掌指关节脱位复位后,保持掌指关节屈曲位固定,固定患指于轻度对掌位1～2周。可将绷带卷置于手掌心,将脱位的手指固定于绷带卷上。

（2）指间关节脱位复位后,用邻指胶布固定法,固定2周。

3. 练功锻炼

脱位整复固定后,应早做未固定关节部的功能锻炼。解除固定后,可做脱位关节的主动屈伸活动锻炼。

4. 手术治疗

手法复位失败,或合并骨折、韧带断裂复位后不稳定者,需切开复位,对骨折进行内固定和修复韧带。

5. 中药治疗

遵循三期辨证论治。初期宜散瘀消肿,方用活血止痛汤或七厘散,外敷消定膏、清营退肿膏。后期宜消肿活络,可内服七厘散及损伤散等,外用上肢熏洗方熏洗热敷。

六、调护

整复固定后,应注意防止患指关节的过伸。解除外固定后,患指的掌指关节、指间关节的功能锻炼应主动活动与被动活动相结合,循序渐进,不要用劲揉捏、摇晃,防止关节反复损伤,出现肿胀、出血、粘连和创伤性关节炎等。

七、验案举隅

王某,女,58岁。

主诉: 因摔伤致左手部疼痛、流血、活动受限半日。

初诊（2024年3月15日）：患者因摔伤致左手部疼痛、流血、活动受限半天来骨科急诊就诊。既往体健,余无特殊。

查体：左手第 3、第 4、第 5 掌指关节处肿胀、过伸畸形，压痛（＋），掌侧可扪及第 2、第 3、第 4 掌骨头，掌指关节活动受限。左手掌侧可见大小约 1 cm×0.5 cm 大小创口，创缘不齐，较清洁。舌红，苔白，脉弦数。X 线片示左手第 3、第 4、第 5 掌指关节背侧移位。

诊断：脱位病（气滞血瘀证）；西医诊断：左手掌指关节脱位。

治法：清创缝合。完善检查未提示异常手术禁忌证，在臂丛神经麻醉下行急诊左手第 3、第 4、5 掌指关节背侧闭合复位术。后期为避免掌指关节功能受限、软组织挛缩及疼痛，可采用郭焕章先生经验方定痛活血汤治疗。

处方：定痛活血汤。当归 9 克，红花 9 克，桃仁 9 克，蒲黄 6 克，五灵脂 6 克，秦艽 9 克，乳香 6 克，没药 6 克，川断 9 克。共 7 剂，每日 1 剂，早晚各一次温服。

二诊：2 周后患者门诊复诊，复查 X 线片示左侧掌指关节在位，拆除手术缝线。

按语：对于复杂性掌指关节脱位的治疗，掌握受伤机制和局部解剖是行正确手法治疗的前提。临床中，本病的治疗首先还是闭合复位，本手法可用于掌板尚未完全脱至掌骨头的背侧。手法操作时不能蛮用暴力，避免关节面分离，掌板滑向掌骨头背侧，增加复位困难。但是，如果多次努力复位不成功，应摒弃手法复位，选择手术切开复位。

（石慧生）

第四节　胸胁部损伤特点及治疗

胸为肺之廓，两肋为肝经所布之地，《伤科补要·跌打损伤内治证》曰："是跌打损伤之证，恶血留内则不分何经，皆以肝为主。盖肝主血也，败血必归于肝。其痛多在胁肋者，皆肝经之道路也。"胸廓内藏心、肺等重要组织器官，又因"心主血""肺主气""肝藏血，主疏泄"，故胸胁部损伤必然损伤气血，严重者可伤及内脏。

郭焕章先生认为，青海地处青藏高原，高寒缺氧，居住在此地的居民，长期在高海拔、低氧环境下生活,为了耐受此种环境,必然会代偿性出现相应的疾病,如高原红细胞增多,肺心病等。肺主气、主降,肝主疏泄、藏血、主升,一升一降,维持气血运行,气机升降,故胸肋部损伤,多气血俱损,气滞、血瘀并见;再加地处高原,气候恶劣,低压低氧可延迟疾病康复,故在治疗上,需全面考量,结合高原致病特点,须把握治气不忘治血,治血必治气,气行则血行的观念,需辨证论治,抓住特点,注意侧重,才能获得良好的效果。

胸胁部内伤

一、解剖学

胸骨是连接肋骨的重要结构,是胸廓的重要组成部分,起保护心脏大血管和纵隔的作用。胸部由胸壁和它内面包藏的内脏、神经、血管等组成。胸壁的骨骼由后方的胸椎、两侧的肋骨和前方的胸骨借骨连接构成骨性胸廓,肋间肌充填于肋间隙内。胸壁和膈共同围成胸腔。

中医学认为胸胁为胸和胁的连称。即指前胸和两腋下肋骨部位。《医宗金鉴·刺灸心法要诀》:"胸者,缺盆下,腹之上,有骨之处也。"《医宗金鉴·正骨心法要旨》:"其两侧自胸以下,至肋骨之尽处,统名曰胁。"

二、病因病机

中医学认为,胸胁内伤多以伤气伤血为主。其特点是外无肿形,痛无定处,自觉疼痛范围较广,但体表无明显压痛。胸胁挫伤多为气血两伤,若伤后未及时治疗或治疗不彻底,则发为陈伤。以虚证多见,每因劳累体衰风寒外袭而发作。

三、临床表现

(1)疼痛:受伤后即可出现一侧或者两侧胸胁部疼痛,疼痛性质以刺痛、胀痛、灼痛、钝痛为主,并牵扯背部疼痛,咳嗽或呼吸时疼痛加重,可伴有胸闷不舒。

(2)肿胀:若为胸壁固有肌肉的撕裂或痉挛,局部可见肿胀,部分患者可伴有胸闷、腹胀、嗳气呃逆、急躁易怒、口苦纳呆等症。

（3）呼吸浅促，患者为了避免疼痛，常保护性地减少呼吸运动，形成浅促的呼吸。

四、中医辨证

郭焕章先生提出胸胁部损伤以气滞型损伤和血瘀型损伤为主，但往往气滞中存在血瘀，血瘀又包含气滞证，须灵活加减；在此基础上疾病的发展又含有很多变证，如瘀血日久化热之血热妄行证，血蕴于肺证，血瘀阻滞于膈下证等，并在临床中，细化至左右胸胁、膈下等具体部位，用药灵活多变，以适用于复杂多变的临床诊疗中。

五、治疗

1. 中药治疗

（1）中药内服

1）气滞型：疏肝理气、通络止痛。

处方：郭氏经验方"五号损伤散"加减。元胡 30 克，柴胡 18 克，枳壳 16 克，木香 9 克，制没药 9 克，白芥子 6 克，草果仁 9 克，当归尾 24 克，穿山甲 12 克。研末备用，或为水泛为丸。散剂每服 4.5 克，每日 2 次，黄酒冲服；丸剂每服 30 粒，每日 2 次。

方解：全方用于胸部损伤，瘀血阻滞胸部经脉之间，有碍气血运行，气滞较甚者则生闷胀或窜痛。全方以当归尾、元胡、穿山甲活血破瘀止痛；没药、木香、枳壳、柴胡开胸顺气；白芥子入肺经以利肺气；更以草果辛温通络兼顾脾胃。

左胁损伤疼痛，选用郭氏家传方"左胁损伤方"。乌药 6 克，元胡 9 克，柴胡 9 克，炒枳壳 3 克，当归 9 克，制乳香 6 克，制没药 6 克，血竭 3 克，红花 6 克，陈皮 6 克，桔梗 6 克，桃仁 6 克，三棱 9 克，沉香 6 克。水煎服，黄酒饮，每日 1 剂，分两次服。

方解：郭老认为，胁为肝之分野，胁痛必以舒肝之法；左胁内脾胃居主，胃为水谷之海，气血最旺，脾主统血亦为造血之官，肝胆分居两胁，关系密切，故左胁损伤，必以活血行气为主。方以乌药、元胡、枳壳、柴胡、陈皮行气止痛；乳香、没药、当归、红花、桃仁、血竭、三棱活血祛瘀；更兼沉香破胸胁气滞；

桔梗载诸药浮于上,用黄酒为引,共奏止痛行气活血之功。

右胁损伤疼痛,亦有郭氏家传"右胁损伤方"。红花9克,泽兰9克,当归尾6克,元胡6克,木通6克,枳壳6克,槟榔6克,焦山楂9克,制没药6克,毛姜9克,桔梗9克,制乳香6克,莪术9克,乌药9克,柴胡9克,车前子6克,甘草3克。水煎服,黄酒饮,每日1剂,分两次服。

方解:认为右胁与肝胆所近,较之左胁更易伤血而成有形之聚。全方与左胁损伤不同之处在左胁损伤方基础上,使用泽兰、车前子、槟榔、山楂、木通等通利之品,滑利脏腑之气,以防瘀滞作祟。

2) 血瘀型:活血祛瘀、通络止痛。

处方:复原活血汤加减。柴胡9克,当归12克,花粉9克,穿山甲9克,红花9克,桃仁9克,大黄(酒制)6克,瓜蒌根12克,甘草9克。水煎服,黄酒饮,每日1剂,分2次服用。

方解:该方以活血祛瘀为主,行气为辅,主次分明,配伍紧密全面,体现治血不忘理气的观念。本方证因跌打损伤,瘀血滞留胁肋,气机阻滞所致。胁肋为肝经循行之处,跌打损伤,瘀血停留,气机阻滞,故胁肋瘀肿疼痛,甚至痛不可忍。治当活血祛瘀,兼以疏肝行气通络。方中重用酒制大黄,荡涤凝瘀败血,导瘀下行,推陈致新;柴胡疏肝行气,并可引诸药入肝经。两药合用,一升一降,以攻散胁下之瘀滞,共为君药。桃仁、红花活血祛瘀,消肿止痛;穿山甲破瘀通络,消肿散结,共为臣药。当归补血活血;瓜蒌根续绝伤、消仆损瘀血,既能入血分助诸药而消瘀散结,又可清热润燥,共为佐药。甘草缓急止痛,调和诸药,是为使药。大黄、桃仁酒制,及原方加酒煎服,乃增强活血通络之意。

3) 血瘀膈下证:行气活血逐瘀。

处方:膈下逐瘀汤。当归9克,川芎9克,桃仁9克,红花9克,枳壳9克,丹皮9克,香附12克,元胡9克,乌药9克,五灵脂6克,甘草6克。水煎服,每日1剂,分2次服。

方解:方中归、芎、赤芍养血活血;丹皮、赤芍凉血活血,以防瘀从化热,变生他证;五灵脂、桃仁、红花破血逐瘀,以消积块;配香附、乌药、枳壳、元胡以行气止痛;川芎不仅养血活血,更能行血中之气;甘草调和诸药。全方以逐瘀活血和行气药物居多,使气帅血行,血载气走,破膈下瘀滞。

（2）中药外治：新伤外敷二消膏,陈伤可用二乌膏,若无皮肤过敏情况,一般可外敷 2～3 日。

2. 手法治疗

（1）气滞者,以手法摇拍为主。患者正坐,施治者以右手牵引患者伤侧手指,使手臂外展位,由前向后作圆形的摇动 5 次,然后由慢到快使手臂作上下抖动。

（2）血瘀者,行按摩手法。令患者取卧位,术者以手掌沿肋间隙由前向后施行按摩 5 分钟,随后集中于疼痛部位。

（3）适用于胸肋痛患者,先用拇指按章门、期门、大包等压痛点,然后用摩法和掌揉法在伤痛处治疗,接着拍击背部 8～10 次,再用擦法至患处透热,最后搓肋部 4～5 遍。

3. 针灸疗法

（1）体针法：取膈俞、肝俞、期门、支沟、阳陵泉、行间等穴。行泻法,留针10～20 分钟。

（2）皮肤针法：用皮肤针叩打伤痛处加拔火罐。

4. 固定方法

对肋骨骨折者,可用宽 7～8 cm 的胶布条,于患者深吸气后屏气时,固定胸壁,抑或者使用肋骨固定带固定,时间为 2～3 周。

六、调护

（1）预防胸胁部疼痛,注意保持情绪稳定,避免过怒、过悲、过劳及紧张,注意饮食清淡,切忌饮酒或嗜食肥甘厚腻,以防湿热内生。

（2）适度休息与练功活动,鼓励患者深呼吸、咳嗽、咳痰,在不引起疼痛加重的前提下,多作上肢活动及扩胸运动,预防胸闷和筋膜粘连,避免长期遗留胸痛。

七、验案举隅

陈某,女,45 岁。

主诉：外伤致右胸肋部疼痛 3 日。

初诊(2003 年 5 月 10 日)：患者自诉于 3 日前在家滑倒致右侧胸肋部垫

于桌角，当时右侧胸肋部疼痛明显，伴胸闷，遂在家自行休息，睡前发现伤处皮下瘀青，触痛明显，呼吸时疼痛加重，口服止痛药物后症状减轻；在家休息3日，右胸肋部疼痛未见好转，翻身困难，疼痛加重，特来就诊。

查体：右胸肋部疼痛较甚，夜间加剧，局部皮下瘀青明显、刺痛，舌红，苔薄白，边有瘀点，脉象弦紧。右胸部X线提示胸肋骨未见异常。

诊断：肋痛（气滞血瘀型）；西医诊断：胸肋部软组织损伤。

治法：活血化瘀，行气止痛。

处方：复原活血汤加减。柴胡9克，当归12克，花粉9克，穿山甲9克，红花9克，桃仁9克，大黄（酒制）6克，瓜蒌根12克，甘草9克。水煎服，黄酒饮，每日1剂，分2次服用。

服用上方5剂，患者胸胁部疼痛明显减轻，呼吸顺畅，皮下瘀血明显转淡。继服原方，酌加益气养血药物，嘱患者每日适度按摩患处，服用7剂基本痊愈。

按语：患者系外伤致右侧肋肋部疼痛，血瘀气滞并见，故治则以活血化瘀，兼行气止痛为主，方选复元活血汤加减。患者服药后疼痛明显减轻，呼吸顺畅，症状明显缓解。

肋骨骨折

一、解剖学

肋骨是保护肺脏的骨性支架。肋骨呈细长的弓形，属扁骨，可分为后端、前端和骨体三部分。肋共12对，由肋骨和肋软骨构成，肋的后端与胸椎相关联。

二、病因病机

（1）直接暴力：棍棒打击或车祸撞击等外力直接作用于肋骨发生骨折，骨折端向内移位，可穿破胸膜及肺脏，造成气胸和血胸。

（2）间接暴力：如塌方、车轮碾压、重物挤压等，使胸廓受到前后方对挤的暴力，肋骨被迫向外弯曲凸出，在最突出处发生骨折，故多发生在腋中线附近。亦有因暴力打击前胸，而致后肋骨折，或打击后胸而致前肋骨折。骨折多为斜形,断端向外突出,刺破胸膜的机会较少,偶尔刺破皮肤,造成开放性骨折。

(3)肌肉收缩:长期剧烈咳嗽或喷嚏时,胸部肌肉急剧而强烈的收缩可致肋骨发生疲劳骨折,但多发生于体质虚弱、骨质疏松者。

三、临床表现

(1)可见局部有血肿或瘀斑,骨折处有剧烈压痛点,沿肋骨可触知骨骼连续性中断或骨擦感(音)。两手分别置于胸骨和胸椎,前后挤压胸部,可引起骨折处剧烈疼痛,称为胸廓挤压征阳性。

(2)反常呼吸:多根肋骨双处骨折时,该部胸廓失去支持而出现反常呼吸。

四、分型

郭焕章先生认为,单纯肋骨骨折,因有肋间肌固定和其余肋骨支持,多无明显移位,一般不需整复。因其往往累及其附着的骨膜、胸膜,特别是易伤及肋间神经,疼痛较剧,导致患者呼吸浅快、通气不足,影响咳嗽排痰,甚至支气管内分泌物潴留,可造成肺不张或并发肺炎。因此治疗的重点在于止痛和预防肺部感染。多根或伴有多段骨折,移位明显,甚至造成浮动胸壁时,需予复位与固定。

五、治疗

1. 中药治疗

(1)中药内服:初期应活血化瘀,理气止痛;伤气为主者,可选用柴胡疏肝散;伤血为主者,可选用复元活血汤、血府逐瘀汤,加用款冬花、桔梗、杏仁、黄芩等,以宣肺止咳化痰。后期胸肋隐隐作痛或陈伤者或气血虚弱者,用八珍汤合柴胡疏肝散。

1)伤气型:疏肝理气,活血止痛。

处方:柴胡疏肝散加减。陈皮 16 克,柴胡 16 克,枳壳 16 克,木香 9 克,芍药 10 克,香附 9 克,川芎 16 克,甘草 6 克。7 剂,水煎服,每日 1 剂,分 2 次饭后服用。

方解：肝主疏泄，性喜条达，其经脉布胁肋循少腹。因两肋为肝经所布之地，外伤后损及肝络，木失条达，则致肝气郁结，经气不利，故见胁肋疼痛，胸闷，脘腹胀满；肝失疏泄，则情志抑郁易怒，善太息。遵《内经》"木郁达之"之旨，治宜疏肝理气之法。方中以柴胡功善疏肝解郁，用以为君。香附理气疏肝而止痛，川芎活血行气以止痛，二药相合，助柴胡以解肝经之郁滞，并增行气活血止痛之效，共为臣药。陈皮、枳壳理气行滞；芍药、甘草养血柔肝，缓急止痛，均为佐药。甘草调和诸药，为使药。诸药相合，共奏疏肝行气、活血止痛之功。

2）伤血型：活血祛瘀，通络止痛，兼宣肺止咳化痰。

处方：复原活血汤加减。柴胡 9 克，当归 12 克，花粉 9 克，穿山甲 9 克，红花 9 克，桃仁 9 克，大黄（酒制）6 克，瓜蒌根 12 克，甘草 9 克，款冬花 12 克，桔梗 10 克，杏仁 9 克。7 剂，水煎服，每日 1 剂，分 2 次饭后服用。

方解：该方以活血祛瘀、通络止痛为主，肺止咳化痰为辅，主次分明，配伍紧密全面，体现治血不忘理气的观念。本方证因跌打损伤，瘀血滞留胁肋，气机阻滞所致。胁肋为肝经循行之处，跌打损伤，瘀血停留，气机阻滞，故胁肋瘀肿疼痛，甚至痛不可忍。治当活血祛瘀，兼以疏肝行气通络。方中重用酒制大黄，荡涤凝瘀败血，导瘀下行，推陈致新；柴胡疏肝行气，并可引诸药入肝经，两药合用，一升一降，以攻散胁下之瘀滞，共为君药。桃仁、红花活血祛瘀，消肿止痛；穿山甲破瘀通络，消肿散结，共为臣药。当归补血活血；瓜蒌根续绝伤、消仆损瘀血，既能入血分助诸药而消瘀散结，又可清热润燥，共为佐药。甘草缓急止痛，调和诸药，是为使药。大黄、桃仁酒制，乃增强活血通络之意，更兼有款冬花、桔梗、杏仁宣肺止咳、化痰之功。

3）气血亏虚证：益气补血。

处方：八珍汤合柴胡疏肝散加减。人参 10 克，白术 12 克，茯苓 16 克，熟地 16 克，当归 9 克，川芎 9 克，枳壳 9 克，丹皮 9 克，香附 12 克，陈皮 16 克，柴胡 16 克，芍药 10 克，甘草 6 克。7 剂，水煎服，每日 1 剂，分 2 次饭后服用。

方解：人参与熟地相配，益气养血，共为君药。白术、茯苓健脾渗湿，助人参益气补脾；当归、白芍养血和营，助熟地滋养心肝，均为臣药。川芎为佐，活血行气，炙甘草为使，益气和中，调和诸药。全方气血双补，有兼行气活血，使其补而不滞。

（2）中药外治：初期可选用消肿散、消肿止痛膏；中期用接骨续筋膏或接骨膏；后期用狗皮膏或万灵膏敷贴，或用海桐皮汤熏洗。

2. 固定方法

可用宽7～8 cm 的胶布条，于患者深吸气后屏气时，固定胸壁，抑或者使用肋骨固定带固定，时间为3～4 周。对于老年人、患肺部疾患或皮肤对胶布过敏者，可使用尼龙扣带或弹力绷带固定法。骨折部可外贴伤膏药或消瘀膏，嘱患者作深呼气，然后用尼龙扣带或宽弹力绷带环绕胸部固定骨折区及上下邻近肋骨，固定时间3～4 周。

六、调护

整复固定后，病情轻者可下地自由活动。重症需卧床者，可取半坐卧位，肋骨牵引者取平卧位，可进行腹式呼吸运动锻炼。有痰者，鼓励患者扶住伤处进行咳痰。若痰液浓稠难于咯出者，可用超声雾化吸入。

七、验案举隅

刘某，男，48 岁。

主诉：车祸致右肋部疼痛半月。

初诊（2013 年 10 月 12 日）：患者自诉于半月前，因车祸致右肋部疼痛剧烈，在外院就诊，明确诊断右侧第9、第10、第11肋骨骨折，骨折无移位，遂佩带肋骨固定带保守治疗。现外伤后半月，仍感右侧胸肋部疼痛，伴轻度咳嗽、咳痰，痰不易咳出，特来就诊，要求口服中药调理治疗。

查体：右下肺呼吸音粗，未闻及明显干湿啰音。舌暗红，苔薄白，脉弦。右胸部 X 线提示右侧第9、第10、第11肋骨皮质不连续，骨折对位可。

诊断：骨折病（气滞血瘀证）；西医诊断：右侧多发肋骨骨折。

治法：活血祛瘀、通络止痛，兼宣肺止咳化痰。

处方：复原活血汤加减。柴胡9克，当归12克，花粉9克，穿山甲9克，红花9克，桃仁9克，大黄（酒制）6克，瓜蒌根12克，甘草9克，款冬花12克，桔梗10克，杏仁9克。5剂，水煎服，每日1剂，分2次饭后服用。

二诊：服用上方5剂，患者胸胁部疼痛明显减轻，呼吸顺畅，咳嗽咳痰明显缓解，大便稀。原方减大黄，继服7剂，嘱患者每日下地自由活动。

三诊：服用 7 剂后右肋部轻度疼痛，无咳嗽咳痰，重新开方八珍汤加骨碎补、续断、土鳖虫等促进骨折愈合药物 10 剂。后门诊拍片复查见骨折线已模糊。

按语：肋骨骨折一般只需保守治疗即可，如见骨折移位明显，"连枷胸"等情况，需行手术进一步治疗。该患者多发肋骨骨折，骨折无移位，仅胁肋部疼痛伴随咳嗽咳痰，故治疗以保守为主。早期治则活血化瘀、通络止痛，兼顾宣肺止咳化痰；中后期以补养气血，续筋接骨为主。治疗过程中需密切观察病情，避免出现骨折移位、并发血气胸等风险。

（周学军）

第五节　腰骶部损伤特点及治疗

急性腰扭伤

腰椎周围有许多肌肉和韧带等软组织，对维持体位、增强脊柱稳定、平衡和灵活性均起着重要作用。急性腰扭伤指的是腰部肌肉不协调收缩引起的腰部肌肉、筋膜的撕裂及腰部关节扭伤，以腰部疼痛、活动受限为主要症状的一组症候群，俗称闪腰、岔气，中医文献称为瘀血腰痛。《金匮翼·卷六·腰痛》云："盖腰者，一身之要，屈伸俯仰，无不由之。若一有损伤，则血脉凝涩，经络壅滞，令人卒痛，不能转侧，其脉涩，日轻夜重者是也。"阐释了急性腰扭伤的临床症状。急性腰扭伤好发于下腰部，以青壮年多见。损伤可涉及肌肉、筋膜、韧带、椎间小关节和关节囊、腰骶关节及骶髂关节等。

一、解剖学

腰部承担着人体 1/2 以上的体重，腰部活动度大，活动灵活，但其结构相对薄弱，其前方为腹腔，其附近只有一些肌肉、筋膜和韧带，无其他骨性结构保护，故在运动及负重时极易遭到损伤。本病多见于青壮年体力劳动者，但也见于缺乏体育锻炼者。大约 90% 的急性腰扭伤患者发生在腰骶部、两侧骶棘肌和骶髂关节处。

二、病因病机

郭焕章先生认为急性腰扭伤多由间接外力所致,如劳动姿势不正、弯腰取重物时,重心距离躯干中轴过远,增加肌肉负荷而引起肌肉扭伤;或二人抬重物时动作不协调,亦可发生本病。日常生活中,如倒洗脸水、久坐起立,甚至打喷嚏等也可以造成"闪腰"。当负荷超过正常体力限度时,可引起局部肌肉强烈收缩,使筋膜、肌肉、韧带等发生损伤;弯腰搬重物时,骶棘肌松弛不再有维持脊柱位置和保护韧带的稳定作用,加上腰部突然旋转,可使肌纤维或韧带撕裂损伤;踏空时,肌肉韧带瞬间受到强大的应力导致部分韧带纤维断裂,重者产生脊柱附件骨折或小关节错位;当脊柱炎症、外伤、退变等因素使其骨及周围软组织发生非生理性改变,其对抗应力的能力显著削弱,即使正常外力亦可造成损伤。腰骶关节周围韧带、关节囊和滑膜的扭伤撕裂、关节软骨的损伤、关节突的小片撕脱或关节半脱位,动作不协调,如咳嗽、喷嚏或伸腰时,致使腰部肌肉韧带骤然收缩,造成小关节位移。其中医病机为气滞血瘀、经络受阻、不通则痛,按其损伤部位可分为急性腰肌扭伤、急性韧带扭伤、急性关节扭伤。急性腰扭伤的病理主要为损伤后组织出血、水肿和吸收修复的过程。组织多为参差不齐的撕裂伤,出血可为散在点状或产生血肿,相邻组织产生炎性渗出,导致水肿。在肌肉或腱膜处损伤的同时,由于创伤的代谢产物及周围末梢神经的刺激,可使局部肌肉处于痉挛状态,此时,肌纤维不停收缩,以致代谢产物更为堆积,加之静脉回流受阻、瘀血增加,从而加剧了上述病理过程。

三、临床表现

急性腰肌及胸腰筋膜扭伤多有腰部一侧或两侧疼痛剧烈,腰部活动、咳嗽、打喷嚏甚至深呼吸时都可使疼痛加剧。腰肌呈紧张状态,常见一侧肌肉高于另一侧,有时可见脊柱腰段生理性前曲消失,甚至出现侧弯曲,压痛点多位于腰骶关节,髂嵴后部或第3腰椎横突处可扪及腰部肌肉明显紧张。腰部活动受限,尤其是前屈。行走时常用手支撑腰部,卧位时难以翻身,直腿抬高试验呈阴性,抬物试验为阳性,X线检查一般无明显病理性改变,有时可有脊柱腰段生理性前曲消失或轻度侧曲。

1. 急性韧带扭伤

棘上、棘间韧带扭伤的患者都有负重前屈或扭转的外伤史,损伤时可自觉腰部有一清脆响声或撕裂样感觉,呈断裂样、刀割样或针刺样锐痛,有时可伴有明显压痛,腰部活动受限,前屈受限尤其明显。检查可见患者腰部僵硬紧张,棘突和棘突间压痛、肿胀,腰前屈活动受限且疼痛加重,仰卧屈髋试验阳性等。部分患者可有反射性下肢痛。髂腰韧带扭伤的压痛点在髂嵴后部与第5腰椎间的三角区内,深压痛、屈伸和旋转脊柱时加重。X线检查无特异表现,棘上棘间韧带断裂者,棘突间距可增大。

2. 急性关节扭伤

(1)急性腰骶关节扭伤:有腰骶部负重外伤史,伤后腰骶部剧痛,活动受限,多以一只手或双手叉腰,或一只手支撑膝部,以减少腰部活动和疼痛。患者步行迟缓,表情痛苦,咳嗽与喷嚏时腰痛加重;部分患者有反射性下肢痛。检查患者腰部平直僵硬,腰部前倾可向一侧偏斜,腰肌紧张痉挛,腰骶活动受限。L5～S1棘突有明显压痛和叩击痛。骨盆旋转试验和腰骶部被动过伸过屈试验呈阳性。X线检查无特殊表现,但可除外其他骨折和骨关节病。

(2)急性骶髂关节扭伤:有腰部旋转外伤史,伤后立即感一侧腰部和骶髂关节剧痛,不敢转身,站立或行走时可伴有放射性下肢痛和咳嗽、喷嚏时骶髂部疼痛。检查见患者腰部僵硬,可有腰肌和臀肌痉挛及侧弯。骶髂关节可有肿胀,局部压痛明显。坐位屈伸脊柱疼痛不明显,站立做屈伸时疼痛剧烈。骨盆挤压、分离试验均为阳性。X线检查无特异表现,仅在半脱位时,正位片左右两侧骶髂关节不对称,患侧关节间隙增宽或髂骨上移。

(3)急性椎间小关节扭伤:有腰骶部旋转外伤史,伤后下腰部疼痛剧烈,不能活动,可伴有臀部和下肢放射痛。检查见腰部僵硬、腰肌和臀肌痉挛。仔细触摸腰椎棘突可发现病椎棘突偏歪,脊柱可侧弯。X线检查常见腰椎前凸消失,椎间隙左右不等宽,有时可见两侧椎间小关节不对称。

四、中医辨证

(1)气滞血瘀型:多表现为腰部突然闪挫,或强力负重后腰部剧烈疼痛,痛处固定不移,腰部不能伸直,俯仰屈伸、转侧困难。

（2）湿热瘀积型：多因劳动时身体姿势不当，用力过猛，或腰部闪扭导致的腰部肌肉灼热疼痛，可伴有口渴、喜饮，大便秘结，小便黄赤等。

五、治疗

1. 中药治疗

（1）中药内服

1）气滞血瘀型：活血化瘀，行气止痛。

腰部扭伤疼痛，转侧不利，或气滞酸痛。

处方：加减乌药顺气散（郭氏经验方）。乌药 9 克，白术 9 克，白芷 6 克，青皮 9 克，陈皮 6 克，肉桂 3 克，川断 9 克，木瓜 9 克，木香 6 克，独活 9 克，故纸 9 克，甘草 6 克。水煎服，每日 1 剂，分 2 次饭前服。

方解：《黄帝内经素问·脉要精微论》："腰者，肾之府，转摇不能，肾将惫矣。"肾为先天之本，主元气，又为五脏六腑气血之根。腰部损伤必伤肾气，肾气受伤，必伤脾气，元气因之运行不畅，为瘀为滞，故本方以乌药、肉桂、青陈皮、木香行肾之滞气，木瓜、独活祛风通络，白芷止痛，破故纸益肾壮腰，甘草和中补正，共奏行滞壮腰之功。

歌括：加减乌药顺气散，术芷化陈故纸断，独活木香青皮草，行滞壮腰木瓜煎。

急性腰扭伤、挫伤、闪伤（岔气）疼痛，或呼吸咳嗽均感疼痛。

处方：桃红杜仲汤（郭氏家传方）。红花 9 克，桃仁 9 克，羌活 9 克，赤芍 9 克，川断 9 克，木瓜 9 克，小茴香 9 克，炒杜仲 15 克，炒故纸 9 克。黄酒引，水煎服，每日 1 剂，分 2 次饭前服。

方解：本方所治腰部损伤之证较急，方中以红花、桃仁、赤芍、木瓜活血通络，羌活除太阳经之风，杜仲、川断益肾，小茴香、炒故纸补肾壮腰，理气止痛。

歌括：桃红杜仲汤，故纸赤茴香，羌活瓜断入，腰部闪挫方。

2）湿热瘀积型：清热祛湿，通经止痛。

处方：二妙散加减。黄柏、苍术各 15 克。上药各等分，研为末，每服 6 克，水煎，入生姜汁服，亦可用饮片作汤剂水煎服。丸剂，每服 6～9 克，每日服 2 次。

方解：二妙散中以黄柏苦寒清除湿热，为治下焦湿热之要药；苍术苦温香燥，二药配伍，阴阳相济，寒温协调，共成清热燥湿，标本兼顾之法。

歌括：二妙散中苍柏煎，若云三妙牛膝添，再加苡仁名四妙，湿热下注痿痹痊。

（2）中药外治：局部瘀肿热痛者，可用双柏散、消炎散外敷；如无瘀肿仅有疼痛者，则可用狗皮膏、伤科膏药、伤湿止痛膏外贴；亦可用外涂药物如跌打万花油、活血酒、红花酒精等。

2. 手法治疗

急性腰肌筋膜扭伤采用手法治疗疗效显著。它具有行气活血、消肿止痛、舒筋活络之作用。通过手法可以缓解肌肉、血管痉挛，增进局部血液循环，消除瘀滞，加速瘀血早日吸收，以促进损伤组织的修复之目的。

（1）揉按法：患者俯卧治疗床上，肢体放松，医者先用两手大拇指或手掌，自大杼穴开始由上而下，经下肢环跳、委中、承山、昆仑等穴，施行揉按。次用手掌或大鱼际部揉按脊椎两旁肌肉，使气血流畅、筋络舒展。

（2）推理腰肌：医者立于患者腰部健侧，以双手拇指在压痛点上方自棘突旁把骶棘肌向外下方推开，由上而下，直到髂后上棘，如此反复操作3～4次。

（3）捏拿腰肌：医者用两手拇指和其余四指指腹对合用力，捏拿腰部肌肉，捏拿方向与肌腹垂直，从L1起至腰骶部臀大肌，由上而下，先轻后重，先患侧后健侧，重点捏拿腰椎棘突两侧骶棘肌和压痛点最明显处，反复捏拿2～5分钟。

（4）扳腿按腰：医者一只手按其腰部，另一只手肘关节屈曲，用前臂抱住患者一侧大腿下1/3处，用力将下肢向后上抱起，两手配合，一只手向下按压腰骶部，另一只手托其大腿向上提拔扳腿，有节奏地使下肢一起一落，随后摇晃拔伸，有时可听到响声，每侧做3～5次。

（5）揉摸舒筋：医者以掌根或小鱼际肌着力，在患者腰骶部进行揉摸手法，从上至下，先健侧后患侧，边揉摸边移动，反复进行3～5次，使腰骶部感到微热为宜。

3. 针刀治疗

（1）取穴：患者取俯卧位，腹部垫软枕，使腰部变直而腰肌紧张，痉挛的筋络肌肉暴露更清晰。在腰部痉挛的骶棘肌中以手触摸呈寻找条索状、结节状压痛点,并做上标记。

（2）消毒麻醉：术者戴无菌手套,术区局部皮肤常规消毒,铺无菌孔巾。

（3）针刀松解：左手中、示指扪及条索状的骶棘肌并固定于术点两侧,右手持针刀,刀口线与肌索走向平行快速刺入,当感到已穿透深筋膜后再缓慢进入肌腹中,待患者有较强的酸、胀感时稍顿,说明针刀已达病变部位,纵行疏通2~3次;同法做其他术点,待所有施术点均做完,即可取出针刀。出针后用无菌棉球按压1分钟止血,然后用无菌敷料覆盖。

4. 针灸疗法

（1）局部配循经取穴：选择压痛最明显之阿是穴行针刺,再取命门、志室、腰阳关、肾俞、大肠俞、委中、承山等穴,多采用强刺激,留针3~5分钟,每日1次。

（2）别经取穴：针刺双后溪穴,强刺激,得气后,嘱患者缓慢进行腰部活动,有显著效果;针刺腰扭伤穴或腰扭伤二穴（腰扭伤穴在手背第3、第4掌指关节近侧0.5寸处;腰扭伤二穴在手背第3、第4掌骨间正中）,大幅度强刺激,留针15~20分钟,每隔5分钟捻转提插1次,在针刺过程当中再配合腰部缓慢活动,效果满意。

（3）耳针：选用腰椎、腹、神门,用短毫针刺激,边捻针、边活动腰部,留针30~40分钟;或用埋针。

5. 局部药物注射疗法

这类疗法可以改变局部微循环状态,解除肌肉痉挛、缓急镇痛。用针头经皮肤向痛点垂直刺入,缓慢深入触及压痛点,此时患者痛感加剧,即可注入药物,使药液将痛点及周围组织全部浸润。常用处方有：① 0.5%~1%利多卡因5~10 mL、复方倍他米松1 mg,每周1次,共3~4次;② 5%碳酸氢钠5 mL、10%葡萄糖5~10 mL,3~5日1次,共4~5次;③ 丹参注射液10 mL、黄芪注射液10 mL,3~5日1次,共4~5次。

6. 理疗

急性腰扭伤1周后可行石蜡、红外线或超短波、磁疗等,理疗不宜过早,以免增加损伤组织的出血渗出,不利于康复。

7. 手术治疗

一般急性腰扭伤患者经治疗后均得以缓解,对于使用以上方法无效的棘间韧带断裂的患者,可采用脊柱融合术和韧带重建术。

六、调护

预防为主,如两人抬重物时要步伐一致,动作协调精神集中,防止滑倒。劳动前应做好准备活动,这一点极为重要,特别在搬运、抬举重物之前,应将周身关节、肌肉放松,以达到动摇筋骨、舒筋活血,增加肌肉、韧带的适应能力。重体力劳动者应佩戴护腰带,以限制腰部过度前屈,有利于防止腰扭伤。注意劳动操作方法,屈膝、屈髋、直腰搬起重物,因重物之重心距离躯干较近,缩短了力矩,从而大大减轻了腰部肌肉的负荷。在搬运重物时应屏气增加腹压起到软组织夹板作用,增加脊柱稳定。加强腰背肌和腹肌锻炼,从根本上增强腰部结构对负荷的承载能力。如老年人可打太极拳、散步、慢跑等。

急性腰扭伤后,应当坚持卧床休息1周,卧床休息不仅有利于缓解腰肌痉挛、减少充血水肿、减轻疼痛,以后在不引起疼痛加重和增加损伤的前提下,辅以适当的练功和导引,正确掌握并持之以恒,也能防病而达到治疗目的。

急性腰扭伤若未及时诊治或休息,可遗留腰部劳损、腰背部筋膜炎导致慢性腰部疼痛,亦可导致腰椎骨关节病或腰椎间盘突出症。但经积极治疗,多预后良好。

七、验案举隅

王某,男,28岁。

主诉:搬抬重物后致腰痛及活动受限3天

初诊(1990年10月26日):因搬抬食品姿势不当致腰部扭伤,当即感到腰部剧烈疼痛,难以俯仰及辗转,且逐渐加重。被人抬回家后,曾施以针灸、推拿治疗,诸症仍未减轻,历时3日。刻下见腰部仍然剧痛,卧床不起,翻转艰难。舌质红,苔薄白,脉紧。

诊断:腰痛(气滞血瘀证);西医诊断:急性腰扭伤。

治法:活血化瘀,行气止痛。

针刺取腰部压痛点处与脊柱长轴相垂直沿皮刺3针,针距约0.5 cm,再针百会及其上下左右旁开各约0.3寸处,大幅度捻转行针各2分钟。

处方：乌药 9 克，白术 9 克，白芷 6 克，青皮 9 克，陈皮 6 克，肉桂 3 克，川断 9 克，木瓜 9 克，木香 6 克，独活 9 克，补骨脂 9 克，甘草 6 克。5 剂，水煎服，每日 1 剂。

于 1990 年 10 月 31 日随访，患者腰椎前屈后伸功能已经完全正常。

按语：腰痛是常因外力的击扑闪挫、跌打损伤引起。外伤导致经络损伤、气滞血瘀，从而产生疼痛如锥，痛有定处。气血阻于腰间，不能输送下肢，而见下肢麻痛相间，日久筋失所养，见肢软无力，肉萎不红等症状。此案例中郭焕章先生运用经外奇穴与阿是穴配伍治疗急性腰扭伤，辅以止痛、祛瘀、柔筋、活血、补宜作用的方药，使得腰府气血畅达，通而不痛。

腰部劳损

腰部劳损发病广泛，男女老少皆可发病，有自愈倾向，但病程可长达 1 年至数年。腰部劳损是腰痛中最常见的一种，有人称为功能性腰痛。它常没有明显的外伤，而是在不知不觉中慢慢出现的一种腰腿痛疾病。各行各业的人员都可发病，体力劳动者和脑力劳动者的患病人数，往往没有多大差别。由于长期下蹲弯腰工作，腰背部经常性过度负重、过度疲劳，或工作时姿势不正确，或有腰部解剖特点和缺陷等所致，但亦可因腰部急性损伤治疗不及时、治疗不当或反复受伤后遗留为慢性腰痛。因对生产劳动和生活影响较大，故应积极进行防治。

一、解剖学

慢性腰肌劳损或称腰背肌筋膜炎、功能性腰痛等，主要指腰骶部肌肉、筋膜、韧带等软组织的慢性损伤，导致局部无菌性炎症，从而引起腰骶部一侧或两侧的弥漫性疼痛，是慢性腰腿痛中常见的疾病之一，常与职业和工作环境有一定关系。

二、病因病机

积劳日久、筋失濡养、瘀血凝滞。《黄帝内经素问·宣明五气篇》："久视伤血，久卧伤气，久坐伤肉，久立伤骨，久行伤筋，是谓五劳所伤。"郭焕章先生认为,长期从事腰部持力或弯腰活动工作及长期的腰部姿势不良等,腰部肌肉、韧带、后关节囊等经常受到牵扯性损伤,日积月累,发生变性、肥厚、纤维化以及腰筋膜无菌性炎症等,使其弹性降低力量减弱,局部气滞血瘀,经络不通,有时压迫或刺激神经根,则出现臀部及下肢牵扯性或放射性疼痛。

跌扑扭伤、失治迁延。亦有腰部急性扭挫伤之后,未能获得及时而有效的治疗;或治疗不彻底、或反复轻微损伤,因损伤的肌肉筋膜发生粘连,迁延而成为慢性腰痛的。

肝肾不足和外邪入侵,这是腰部劳损的重要因素。《黄帝内经素问·脉要精微论》:"腰者,肾之府,转摇不能,肾将惫矣。"《黄帝内经素问·上古天真论》:"七八,肝气衰,筋不能动,天癸竭,精少,肾脏衰,形体皆极。"老年人肝肾亏虚,骨髓不足,气血运行失调,督带俱虚,筋骨懈怠,脊柱可出现退行性变,有的产生骨质疏松,如再有外邪的侵袭,则腰痛更加严重。气候或居住环境寒冷潮湿,风寒湿邪侵袭人体,流注经络关节,导致气血凝滞,营卫不得宣通,不通则痛。

先天性变异。腰椎有先天性畸形和解剖缺陷者,如腰椎骶化、骶椎腰化、椎弓根崩裂、骶椎隐裂等,以及由于各种因素所致的胸腰段脊柱畸形,如腰椎压缩性骨折脱位所致的腰椎后突畸形等,都可引起腰背部肌力平衡失调,亦可造成腰部肌肉筋膜的劳损。

另外,长期处于精神压力下失眠焦虑、情绪低落、分居离婚者,以及吸烟、酗酒者的腰痛发生率远较常人为高。

三、临床表现

患者有或可无明显外伤史,腰部隐痛反复发作,劳累后加重,休息后减轻,弯腰困难,持久弯腰时疼痛加剧,适当活动或变换体位后、叩击按揉腰部时腰痛可减轻,睡觉时使用小枕垫于腰部能减轻症状。

腰部外观多无异常,有时可见生理性前曲变小。仔细寻找压痛点对于判断病变组织结构具有重要意义。单纯性腰肌劳损的压痛点常位于棘突两旁的骶棘肌处或髂嵴后部、骶骨后面的骶棘肌附着点处。若伴有棘间、棘上韧带损伤,压痛点则位于棘间、棘突上。腰部活动功能多无障碍,严重者可有受限。神经系统检查无异常,直腿抬高试验阴性。

四、中医辨证

（1）肾虚证：腰部酸痛，绵绵不绝，腿膝乏力，喜按、喜揉，遇劳更甚，卧则减轻，常反复发作。偏阳虚者面色㿠白，手足不温、少气懒言，腰腿发凉，舌质淡，脉沉细；偏阴虚者心烦失眠，咽干口渴，面色潮红，倦怠乏力，舌红、少苔，脉弦细数。

（2）瘀滞证：腰痛如刺，痛有定处，日轻夜重，轻则俯仰不便，重则因痛剧不能转侧，拒按。舌质紫暗，脉弦。

（3）寒湿证：腰部冷痛重着，转侧不利，静卧不减，阴雨天加重。舌苔白腻，脉沉。

（4）湿热证：痛而有热感，炎热或阴雨天气疼痛加重，活动后减轻，尿赤，舌苔黄腻，脉濡数。

五、治疗

1. 中药治疗

（1）中药内服

1）肾虚证：肾阳虚者，治宜温补肾阳，方用《金匮》肾气丸、补肾活血汤加减；肾阴虚者，治宜滋补肾阴，方用知柏地黄丸、大补阴丸加减。

2）瘀滞证：活血化瘀、行气止痛。

处方：地龙散加减（《正骨心法要旨》）。地龙6克，肉桂3克，苏木9克，麻黄3克，归尾12克，桃仁9克，炒黄柏6克，甘草6克。水煎服，每日1剂，分2次饭前服。

方解：本方治陈旧性瘀血腰痛较杜仲汤为佳。腰有瘀血留而不去者，皆由肾阳不足，以致不能化陈瘀。本方以肉桂补肾阳，暖腰行滞；地龙通经化瘀；归尾、桃仁活血；黄柏入肾经血分；麻黄为太阳经引经药，气血并调，陈伤旧血则去矣。

歌括：地龙汤中桂麻黄，苏木桃仁草柏当，瘀血留于太阳经，通经化瘀温肾阳。

3）寒湿证：祛风散寒，宣痹除湿，温经通络。

处方：羌活胜湿汤或独活寄生汤加减。

4）湿热证：清热化湿。

处方：二妙汤加减（《丹溪心法》）。黄柏15克，苍术15克，牛膝15克，木瓜12克，薏苡仁20克，豨莶草9克。水煎服，每日1剂，分2次饭前服。

方解：二妙散中以黄柏苦寒清除湿热，为治下焦湿热之要药；苍术苦温香燥，二药配伍，阴阳相济，寒温协调，共成清热燥湿，标本兼顾之法。

歌括：二妙散中苍柏煎，若云三妙牛膝添，再加苡仁名四妙，湿热下注痿痹痊。

（2）中药外治：可用麝香壮骨膏、狗皮膏等膏药外贴。

2. 手法治疗

（1）按揉：患者仰卧，胸上部垫枕，两上肢放于枕侧，躺正，肌肉放松。医者立于患者左侧床边，用两拇指指腹按揉膀胱经背部主要穴位，在压痛最明显处稍加用力，按揉2～3分钟。

（2）擦法：有两名助手上下牵引，医者在下腰部和下背部，沿膀胱经和督脉自上而下用擦法，操作5～10分钟，疼痛明显及肌肉肿胀部位宜多行。

（3）推摩：医者用掌根推摩，沿骶棘肌自上而下顺序推摩数遍，时间为3～5分钟，疼痛明显处可加按压。

（4）弹拨：腰背筋膜用之最宜。医者两拇指相对按于条索状硬结上，稍加按压，做左右拨动，如高起明显，可用手指将筋捏住提起放下，连做3～5遍，最后再行推摩法数遍。

（5）斜扳：患者侧卧，上腿屈起，下腿伸直。医者一手推臀，一手扳肩，至最大限度时用力扳一下，有时可听到清脆响声，必要时让患者改另一侧卧位，取同法。

（6）牵抖：让患者俯卧，肌肉放松。一名助手把住腋窝向上牵引，医者立于床尾，两手握住两踝部牵抖，在牵引的基础上抖动数下，连做数遍。

3. 功能锻炼

（1）五点拱桥式：患者用头部、双肘及双足作为支撑点，使背部、腰部、臀部及下肢呈弓形撑起。

（2）三点拱桥式：患者用头顶、双足支撑，全身呈弓形撑起，腰背尽量后伸，以上动作需仰卧在硬板床上进行。

（3）飞燕点水式：第一步，患者仰卧，两上肢置于体侧，抬头挺胸，两臂后伸,使头、胸及两上肢离开床面;第二步,体位同第一步,在双膝关节伸直的同时,后伸下降,并使尽量向上翘起,两下肢也可先交替后伸翘起,而后再一同后伸;第三步,头颈胸及两下肢同时抬高,两臂后伸,仅使腹部着床,整个身体呈反弓形,如飞燕点水姿势。

4. 针灸治疗

取阿是穴、水沟、阳陵泉、委中、膈俞、次髎、夹脊穴,配以腘部瘀血处施刺络出血。

六、调护

腰部劳损发病率高,治疗效果差,故应以预防为主。积极参加体育锻炼:根据年龄和爱好积极参加体育活动,以增强体质和腰背肌的力量,减少劳损。平时要加强自我保健,工作中要保持良好的姿势和体位,减少腰部负担。如需站立劳动者,较好的姿势是:膝关节微屈,臀大肌微微收缩,自然收腹,使骨盆轻微后倾,腰椎轻度变直,减少腰骶角,增加脊柱的支持力;坐位工作者,应尽量保持腰椎前屈的坐位姿势,可用靠背椅。搬取重物要屈膝屈髋伸腰用力,减少肌肉劳损。注意保温防寒,劳动后不要久卧湿地,以防外邪侵袭。

经正规、积极的非手术治疗,该病并发症较少见,预后良好,然而痊愈后也可能复发。

七、验案举隅

田某,男,45岁。

主诉:腰部疼痛伴活动受限3日。

初诊(2003年3月7日):患者有多年慢性腰肌劳损病史,服用中西药,又用针灸、按摩推拿、理疗等方法治疗,均未取得预期治疗效果,近因病证加重前来诊治。刻下见腰背痛如针刺,腰部沉重,因劳累加重,休息后减轻,口苦口腻,舌质暗红瘀紫,苔黄腻,脉沉弱涩。

诊断:腰痛(气虚痰热瘀血证);西医诊断:腰肌劳损。

治法:化瘀通络,散结止痛。

处方:红参12克,白术12克,茯苓12克,黄连10克,半夏12克,全瓜蒌30克,水蛭6克,虻虫3克,当归12克,炙甘草12克。6剂,水煎服,每日1

剂,每日 2 次早晚饭后温服。

复诊:口苦明显减轻,苔黄腻减少,腰背疼痛好转,续前方 6 剂。

三诊:口苦口腻、苔黄腻消除,诸证均有明显好转,再续前方 6 剂。诸证悉除。随访 3 月,一切正常。

按语:根据患者腰背痛如针刺辨为瘀,再根据口苦、苔黄腻辨为湿热,因劳累加重、休息后减轻辨为气虚,以此辨为气虚痰热瘀血证。郭焕章先生给予四君子汤、小陷胸汤与蛭虻归草汤合方,四君子汤益气补中,小陷胸汤主攻痰热互结之结胸证,而蛭虻归草汤是郭焕章先生多年诊治瘀血顽疾的经验方,亦是逐瘀通络的重要基础方,可治瘀血癥积证,三方共达化瘀通络,散结止痛之效。

腰背部及骶臀部肌筋膜炎

腰背部肌筋膜炎是一种常见的腰背部慢性疼痛性病症。本病命名较多,如肌筋膜炎、肌纤维织炎、肌筋膜纤维织炎、肌筋膜疼痛综合征等。

一、解剖学

腰背筋膜与腱膜均起自胸部,止于骶部的骶骨;浅层起止于腰椎棘突与棘上韧带、骶中棘、髂后上棘与骶髂关节内侧缘。腰背筋、腱膜结构坚韧,有前、中、后三层,腰背筋、腱膜后层覆盖于背部,后层可进一步分为深浅两层,浅层为背阔肌的腱膜,其纤维从背阔肌附着的外侧缝向内下到达棘突;深层与浅层融合,其纤维以相反方向与浅层交叉。这二层共同形成强健的三角形结构。内侧附于棘突和棘上韧带,上方与夹肌的筋膜交织,下方附于骶骨并与臀肌的筋膜交织(即腰背腱膜浅层与臀筋膜浅层相延续),外侧附于肋和髂骨的髂嵴中部;腰背筋膜中层由强健的横行纤维组成,内侧附于腰椎横突,外侧附于第 12 肋和腹横肌,在外侧中央成为腹内斜肌的起点。腰背筋膜前叶最深,覆盖腰方肌,附着在竖脊肌、腹内斜肌、下后锯肌、骶棘韧带、骶髂关节后韧带、髂棘和腰椎横突前部、髂骨和髂腰韧带等处。腰背筋膜在腰椎横突附近增厚,形成联合部;在 L4、L5、S1 段,其横行纤维与中线部结构相连紧密。

二、病因病机

主要是由于受风寒湿邪或损伤而引起的腰背部肌肉、筋膜、肌腱、韧带等软组织的无菌性炎性病变。多见于中年以上、长期缺少肌肉锻炼和经常遭受潮湿寒冷影响者。因腰背部有丰富的白色纤维组织，如筋膜、肌膜、韧带、肌腱、骨膜和皮下组织等，故易患本病。本病属中医学"痹证""腰痛"范畴。

损伤是最常见的病因：急性损伤如扭闪伤、挫伤、骨及关节损伤后，未能及时治疗或治疗不当，使局部软组织粘连，进而形成一个或数个激痛点。亦可由于慢性劳损，如长期弯腰工作、姿势不良等造成组织水肿、粘连，而产生类似于急性损伤的症状。

感受风寒湿邪：由于居住环境潮湿、涉水冒雨、冷热交错等原因，以致风寒湿邪侵袭人体；如人疲劳或急性损伤而使机体抵抗力下降时，风寒湿邪更易侵袭，组织代谢失调，组织发生粘连挛缩而产生症状。

肌肉痉挛：当肌肉痉挛时，由于局部毛细血管极度收缩，从而使肌肉处于缺血、缺氧状态下，产生大量有害的代谢物质，这时如肌肉能短时间内恢复松弛，循环改善，产生的有害物质被迅速地排出，则不会产生不良后果。如肌肉痉挛过久，又未得到及时处理，则大量有害物质堆积，不断刺激局部组织，产生相应的病理变化。

机体内长期存在感染病灶和某些病毒性感染已被认为与此病的形成有关。

中医学认为多因风寒湿邪侵袭机体所致。如久居潮湿之地、涉水冒雨、气候冷热交错，造成人体腠理开阖不利、卫外不固，风寒湿邪乘虚而入，袭至腰部经络，留于筋膜，局部气血痹阻而为痹痛。

三、临床表现

本症特点：颈、肩、腰、骶臀部均可被侵犯，有特定的痛点，按压时，有一触即发的特点，产生剧烈疼痛，并向肢体远处传导，故称其为"激痛点"，这是本症所特有的现象。激痛点好发于肌筋膜骨附着处或肌肉肌腱交界处，位于肌肉的激痛点，其疼痛传导甚远；位于结缔组织时则否，这可能由于肌肉组织十分敏感、刺激后发生强烈收缩所致。这类神经传导并不符合神经解剖分布,但可伴有自主神经症状,如肢体发凉、内脏痛等,经对激痛点做普鲁卡因封闭后疼痛立即消失,有时效果是长期的。患者对气候环境变化敏感,可出现肌肉痉挛,受累区肌筋膜常出现渗出液积聚、粘连和增生,有时可形成皮下索条状物。病理切片检查无特殊所见,为脂肪肌纤维变性组织。

由于感邪偏盛不同,临床表现各有特点。风邪偏盛者痹痛呈游走性,寒邪偏盛者疼痛剧烈,湿邪偏盛者多麻木重着。

中老年人好发,病前可有受伤、劳累、风寒等病史。主要症状是疼痛,表现为隐痛、酸痛或胀痛。急性者起病急骤,疼痛剧烈伴有肌痉挛,腰部活动受限。疼痛可放射至臀及大腿处,但不过膝。疼痛持续数周至数月而自愈或转为慢性。慢性起病者多无明显诱因。腰部皮肤麻木,疼痛呈酸胀感,与天气变化有关,每逢阴天加重。局部畏寒,受凉后腰痛加重,得暖缓解。有时疼痛部位走窜不定,或劳累后诱发。

四、中医辨证

(1) 湿阻脉络证:腰部疼痛板滞、转侧不利,疼痛牵及臀部、大腿后侧,阴雨天气疼痛加重,伴恶寒怕冷。舌淡、苔白,脉弦紧。

(2) 气血凝滞证:晨起腰背部僵硬刺痛,痛有定处,轻则俯仰不便,重则因痛剧而不能转侧,痛处拒按。若因跌扑闪挫所致者,则有外伤史。舌紫暗、苔少,脉涩。

(3) 肝肾亏虚证:腰部隐痛,绵绵不绝,腿膝酸软无力,遇劳更甚,休息后缓解。舌淡、苔少,脉细弱。

五、治疗

1. 中药治疗

(1) 中药内服

1) 湿阻脉络证:祛风散寒除湿,方用郭氏薏术升麻汤加减。寒湿重者,以祛寒行湿、温经通络为主,加入牛膝、杜仲、桑寄生之类。

处方:郭氏薏术升麻汤(郭氏家传方)。薏苡仁 30 克,白术 60 克,芡实 30 克,升麻 15 克。水煎服,每日 1 剂,分 2 次饭前服。

适应证:腰骶隐痛(脊柱炎,骶椎裂,慢性下腰痛等)。

方解：本病多由感受寒湿之气而成。湿邪重浊，故疼痛困重。素体脾肾不强，脾虚则湿盛，肾虚则阳不养腰，故易为寒湿所侵。方以大剂量苡仁、白术渗湿健脾治本，所谓"强脾可以胜湿"；芡实脾胃双补，以助其力；升麻少则升气，多则升血，有助湿邪宣化之力。

歌括：薏术升麻汤，芡实加三十，四味共煎煮，腰骶隐痛康。

2）气血凝滞证：活血化瘀、行气止痛。

处方：补肾止痛汤（郭氏家传方）。归尾9克，川断9克，杜仲9克，白术12克，故纸9克，桃仁9克，木香1.5克，骨碎补9克，乌药6克，川军3克，青盐1.5克。水煎服，每日1剂，分2次饭前服。

适应证：适于急性腰扭伤合并肾气素亏者。

方解：腰部支持人体上半部，为身体各部运动之枢纽，亦为活动最多的部位之一。肾亏之人，腰部必痛，腰部损伤，不仅仍需活血化瘀，亦必时时以肾虚为念。本方杜仲、川断、故纸、骨碎补、乌药均为益肾强腰之药，更兼青盐为引，则可直达病所。

歌括：补肾止痛归仲断，白术故纸桃青盐，碎补乌药军木香，益肾壮腰此方煎。

3）肝肾亏虚证：补益肝肾、强壮筋骨。

处方：补肾活血汤、补肾壮筋汤加减。

（2）中药外治：可外擦万花油或外贴南星止痛膏、风湿膏、伤湿止痛膏、万应膏、狗皮膏等，亦可用骨科外洗药熏洗腰部。

2. 手法治疗

腰背部肌筋膜炎采用手法治疗效果显著，具有行气活血、消肿止痛、舒筋活络、软坚散结之功效，通过手法可以缓解肌肉及血管痉挛，增进局部血液循环以促进损伤组织修复。

（1）揉按法：患者仰卧床上，肢体放松，医者先用两手大拇指或手掌，自大杼穴开始由上而下，经下肢环跳、委中、承山、昆仑等穴，施以揉按，次用手掌或大鱼际部按揉脊椎两旁肌肉，使气血流畅筋络舒展。

（2）推理腰肌：医者立于患者腰部健侧，以双手拇指在压痛点上方自棘突旁把骶棘肌向外下方推开，由上而下直至髂后上棘，如此反复操作3～4次。

（3）捏拿腰肌：医者两手拇指和其余四指指腹对合用力，捏拿腰部肌肉，捍拿方向与肌腹垂直,自上而下直至腰骶部臀大肌,先轻后重,先健侧后患侧,重点捍拿腰椎棘突两侧骶棘肌和压痛最明显处,反复捍拿2～5分钟。

(4)揉摩舒筋:医者以掌根或小鱼际用力在患者腰骶部进行揉摩手法,由上至下,先健侧后患侧,边揉摩边移动,反复进行3～5次,使腰骶部感到微热为宜。

(5)扳腿按腰:医者一只手按其腰部,另一肘关节屈曲,用前臂抱住患者一侧大腿下1/3处,两手配合,一只手向下按压腰骶部,另只手托起大腿向上提拔扳腿,有节奏的使下肢一起一落,随后摇晃拔伸,有时可听到响声,每侧做3～5次。

3. 针灸拔罐

常选阿是穴、肾俞、气海俞、腰阳关、大肠俞、腰眼、殷门,每次选4～5穴,用毫针施以补法或平针法,并给予灸法、温针法;也可用经穴灸疗仪、红外线真空治疗仪、频谱治疗仪加电针,配以局部拔火罐、走火罐,更能达到舒筋活血、改善循环之目的。

六、调护

应积极地避免能导致本症发生及复发的原因,如避免腰部的长期过劳、经常做腰部的活动体操、居住环境应避免潮湿、体内感染病灶应及时治疗等。

本病常遗留慢性腰痛,迁延难愈。经积极、正规治疗,该病预后良好。

七、验案举隅

赵某,男,35岁。

主诉:腰背部疼痛,活动受限3月。

初诊(1988年6月28日):患者公务员,久坐后出现腰背酸困,休息后缓解,就诊前因着凉,晨起后感腰背疼痛,活动受限。

查体:行走缓慢,腰背生理弯曲正常,腰椎两侧骶棘肌广泛压痛,下肢放射痛,双侧支腿抬高阳性,腰椎正侧位X线片及椎间盘CT示未见明显异常。舌苔薄白,脉浮紧。

诊:腰痛(寒湿阻络证);西医诊断:腰背肌筋膜炎。

治法:补肝肾,益气血,止痹痛。

处方：独活 6 克，秦艽 12 克，防风 6 克，细辛 3 克，川芎 6 克，当归 12 克，生地黄 15 克，白芍 10 克，茯苓 12 克，肉桂 1 克（焗冲），杜仲 12 克，牛膝 6 克，党参 12 克，黄芪 12 克，续断 12 克，甘草 3 克。5 剂，用水煎服，每日 1 剂。

1 周后随诊，诸症皆缓解。

按语：此案例中郭焕章先生运动独活寄生汤加减治疗腰背肌筋膜炎，独活寄生汤由熟地、白芍、川芎、当归、茯苓、细辛、防风、牛膝、秦艽等组成。具有补肝肾，益气血，祛风湿，止痹痛的功效，适合肝肾不足，感受风寒湿邪气侵袭，痹阻经络而导致的关节及肌肉疼痛的治疗。

腰椎间盘突出症

腰椎间盘突出症，又称腰椎间盘纤维环破裂髓核突出症。它是在椎间盘发生退行性变之后，在外力的作用下，纤维环破裂髓核突出刺激或压迫邻近的神经根、脊髓或血管等组织而出现一系列腰痛并常伴坐骨神经临床症状的一种病变。

腰椎间盘突出症，是骨科的常见病多发病，是腰腿痛最常见的原因。据腰背痛流行病学调查统计，该病发生率为 1％～3％。35 岁以下发病率为 3.6％，而 45～54 岁为 22％。多见于青壮年，男、女发病率约为 2：1，这与劳动强度及外伤有关。椎间盘突出的平面因腰骶部活动度大，处于活动的脊柱和固定的骨盆交界处，承受压力最大，容易发生损伤，故 L4～L5 和 L5～S1 椎间盘发病率最高，国内外报道均在 90％以上。2 个节段以上突出者约占 15％。L3～L4 以上突出少见。

一、解剖学

椎间盘突出是直立行走后出现的三种疾病之一，动物几乎不发生椎间盘突出。脊柱腰段生理性前凸，骶段生理性后凸，直立时各种应力集中于腰骶段，易引起急慢性损伤和退行性改变。脊柱依靠椎间盘、关节突、前后纵韧带、黄韧带、棘上、棘间韧带、横突韧带等连接。骶棘肌、腰背肌、腹肌可增强稳定性。软骨板：有较多微孔，为间盘内水分、营养物质和代谢产物的交换通道。纤维环：胶原纤维和纤维软骨组成。横断面为环形排列，前方及两侧较厚,后外侧较薄。反复承受扭转应力可撕裂。髓核:胶冻状胶原物质,包含软骨细胞和胶原纤维结构,含水80%,并有丰富的蛋白黏多糖,具有弹性和膨胀性。

二、病因病机

(一)病因

腰椎间盘突出症是在椎间盘退变的基础上发生的,而外伤则常为其发病的重要原因。腰椎间盘是身体负荷最重的部分,正常的椎间盘富有弹性和韧性,具有强大的抗压能力,一般成年人平卧时L3椎间盘压力为20千克,坐起时达270千克。一般认为20~25岁以后,椎间盘开始退变,髓核含水量逐渐减少,椎间盘的弹性和负荷能力也随之减退。日常生活中腰椎间盘反复承受挤压屈曲和扭转等负荷,容易在受应力最大处(纤维环后部)由里向外产生破裂,这种变化不断积累而逐渐加重,裂隙不断增大,此处纤维环逐渐变薄弱。在此基础上,一次较重外伤或多次反复轻微外伤,甚至日常活动腰椎间盘压力增加时,均可促使退变和积累性损伤的纤维环进一步破裂、髓核突出,纤维环损伤本身可引起腰痛,而突出物压迫刺激神经根或马尾神经,故有腰痛和放射性下肢痛以及神经功能损害的症状和体征。

(二)病机

腰椎间盘突出症的病理变化过程,大致可分为3个阶段。

1. 突出前期

此期髓核因退变和损伤可变成碎块状物,或呈瘢痕样结缔组织,纤维环因损伤变软、变薄或产生裂隙。此期患者可有腰部不适或疼痛,但无放射性下肢痛。青少年患者可在无退变时,因强大暴力引起纤维环破裂和髓核突出。

2. 椎间盘突出期

外伤或正常活动使椎间盘压力增加时,髓核从纤维环薄弱处或破裂处突出。突出物刺激和压迫神经根部发生放射性下肢痛,或压迫马尾神经而发生大小便功能障碍。在急性突出期,突出物产生的化学介质使受压的神经根产生水肿,充血变粗和极度敏感,任何轻微刺激均可产生剧烈疼痛。待化学性炎症反应消失后,突出物的单纯机械性压迫使其传导能力下降,则表现为运动和感觉功能缺失。髓核突出的病理形态,有 3 种类型。

(1)膨出型:纤维环部分破裂,表层完整,退变的髓核经薄弱处突出,突出物多呈半球状隆起,表面光滑完整。此型后纵韧带和部分纤维环完整,突出物常可自行还纳或经非手术方法而还纳,临床上表现为间歇性发作。也可因外伤,如粗暴手法使纤维环完全破裂,变成破裂型或游离型突出。

(2)突出型:纤维环完全破裂、退变和破碎的髓核由纤维环破口突出,突出物多不规律,有时呈菜花样或碎片状。病程较长者,突出物易与周围组织粘连,产生持续性压迫。

(3)游离型:纤维环完全破裂,髓核碎块经破口脱出游离于后纵韧带之下,或穿破或绕过后纵韧带进入硬膜外间隙。游离的髓核碎块有可能远离病变间隙,到达上或下一个椎间隙平面。有时大块髓核碎块脱出堵塞椎管,或破坏硬膜囊,造成广泛的神经根和马尾神经损害。破裂型和游离型突出,因为纤维完全破裂,突出物不能还纳,只能采用手术治疗,并应尽早手术,解除对神经根和马尾神经压迫。如处理过晚神经受长期压迫变性和萎缩,则功能难以完全恢复。

破裂型和游离型突出,因为纤维完全破裂,突出物不能还纳,只能采用手术治疗,并应尽早手术,解除对神经根和马尾神经压迫。如处理过晚神经受长期压迫变性和萎缩,则功能难以完全恢复。

3. 突出晚期

椎间盘突出后,病程较长者,椎间盘本身和其他邻近结构均可发生各种继发性病理改变。

(1)椎间盘突出物纤维化或钙化:纤维化呈瘢痕样硬块与神经根、硬脊膜及周围组织粘连紧密,突出物也可钙化,钙化可局限于突出物周边或顶部,也可完全钙化呈骨样结节,在 X 线检查或 CT 图像可见异常钙化影。

(2)椎间盘整个退变:椎间隙变窄,椎体上下面骨质硬化,边缘骨质增生,形成骨赘。

(3)神经根和马尾神经损害:由于突出物的刺激压迫,受累的神经根在早期发生急性创伤性炎症性反应,呈充血、水肿、变粗,异常敏感。长期压迫神经根可发生粘连,神经纤维可变性和萎缩,其支配区运动感觉丧失。中央型突出压迫马尾神经,除机械性压迫外,常因突出物对神经的弹射作用而损伤神经纤维,甚至发生变性,常有大小便障碍,处理过晚损害难以回逆,神经功能难以完全恢复。

（4）黄韧带肥厚：为继发性病变,黄韧带正常厚度为 2～4 mm,腰椎间盘突出后,其生理前凸往往消失或呈局部畸形,椎间稳定性丧失而出现过度活动,使黄韧带受到牵拉处于紧张状态,张力和压力增加,促使黄韧带增厚。后方黄韧带增厚造成中央管狭窄压迫硬膜囊,侧方黄韧带肥厚造成侧隐窝狭窄,压迫神经根。

（5）椎间关节骨性关节炎：椎骨间失稳退变、椎间关节软骨磨损,软骨下骨质裸露、骨质增生,逐渐形成骨关节炎而引起疼痛。

（6）继发性腰椎管狭窄：年龄较大病程长的患者,常有椎板和黄韧带肥厚、小关节肥大增生内聚、椎体后缘骨赘形成等,形成继发性狭窄,再加上椎间盘突出使椎管更为狭窄,加重对神经根和硬膜囊压迫。

三、临床表现

1. 症状

腰痛伴有根性分布的放射性下肢痛为本病的典型特征。发病多有诱因,一般与外伤有明显关系（58.85%）、无明显外伤者（14.83%）、着凉者（3.34%）。多数为先腰痛继之放射性坐骨神经痛（占 60%）或腰腿同时疼痛（占 20%）,少数为先腿痛后腰痛占（20%）。腰腿痛性质,腰痛呈钝痛、酸痛、锐痛等与体位和休息有关系。下肢痛呈锐痛、灼烧痛、串电样放射痛至小腿足部,且常与体位和因咳嗽、喷嚏、大笑等腹压升高有关。另外高位椎间盘突出者可出现腰痛及下腹部或大腿前内侧痛。伴腰椎管狭窄者可有间歇性跛行。严重神经根压迫,神经麻痹、肌肉瘫痪多见于 L4～L5 间盘突出,L5 神经根麻痹致胫前肌、腓骨长短肌,伸拇长肌麻痹呈足下垂。L5～S1 间盘突出致 S1～S2 神经根麻痹致小腿三头肌瘫痪少见。部分患者无下肢疼痛而肢体麻木,间盘压迫刺激了本体感觉和触觉纤维引起麻木,麻木感觉区域按神经根受累区域分布。中央型巨大椎间盘突出压迫马尾神经,早期产生双侧严重坐骨神经痛,会阴部麻木,排便、排尿无力,尿潴留或尿失禁,男性多有阳痿等性功能障碍。还有肢体发凉、下肢水肿等少见特殊症状,原因不甚明确,可能是交感神经受刺激,引起下肢血管神经功能障碍所致。

2. 体征

（1）腰部畸形：症状轻者可无改变，症状明显者姿态拘谨，脊柱外形腰椎平直或侧凸，肌紧张，腰部活动受限。严重者身体前倾而臀部突向一侧，跛行。脊柱侧弯是一种保护性反应，可以凸向患侧，也可以凸向健侧，如髓核突出在神经根外侧，上身向健侧弯曲，腰椎向患侧可松弛受压的神经根，当突出物在神经根内侧时，上身向患侧弯曲，腰椎向健侧可缓解疼痛。

（2）压痛点：在椎间盘突出间隙相对应的棘突间旁侧有局限性压痛点，并伴有向小腿或足部的放射痛，压痛与放射痛点极为重要，对诊断和定位均有重要意义。在急性期此体征很显著，而慢性患者则不明显。如让患者取站立腰过伸位检查，则较易查出压痛与放射痛。放射痛的部位与神经根支配区相一致。

（3）下肢肌肉萎缩，肌力减弱，原因是失用性萎缩或是神经根受压所致。L4、L5 间盘突出趾背伸力减弱；L5～S1 间盘突出小腿三头肌力减弱，提踵无力；L3、L4 间盘突出影响股四头肌，伸膝无力。

（4）皮肤感觉减退：常位于受累的神经分布区域，L4、L5 间盘突出为小腿前外侧及足背拇指背侧，L5～S1 间盘突出为小腿后外侧、足跟部及足外侧、足底，L3、L4 间盘突出为小腿前内侧。

（5）反射改变：膝腱反射减弱，多为 L3、L4 间盘突出，L4 神经根受累，L5～S1 间盘突出，S1、S2 神经受累，跟腱反射减弱或消失。

四、中医辨证

腰椎间盘突出症属中医学"腰腿痛"范畴，其证分虚证和实证。由劳伤肾气，肾精亏损所致，其证多虚；而受风寒湿邪所致者，其证多实；凡闪扭劳损气滞血瘀者，其证多虚实并见。在治疗上应以肾虚为念，在实证去邪后必须妥为调摄，始能巩固疗效，其常见的证型如下。

（1）风寒证：腰腿冷痛，逐渐加重，转侧不利，静卧痛不减，畏风恶寒，肢体发凉，阴雨天疼痛加重。舌质淡、苔白或腻，脉沉紧或濡缓。

（2）湿热证：腰部疼痛，腿软无力，痛处伴有热感，遇热或阴雨天痛增，活动后痛减，恶热口渴，小便短赤，苔黄腻，脉濡数或弦数。

（3）血瘀证：腰腿痛如刺，痛有定处，日轻夜重，腰部板硬，俯仰旋转受限,痛处拒按,舌质暗紫或有瘀斑,脉弦紧或涩。

（4）肾虚证：腰酸痛,腿膝乏力,劳累更甚,卧则减轻。偏阳虚者面色㿠白,手足不温,少气懒言,腰腿发凉,或有阳痿早泄,妇女带下清稀,舌质淡,脉沉细。偏阴虚者,咽干口渴,面色潮红,倦怠乏力,心烦失眠,多梦或有遗精,妇女带下色黄味臭,舌红、少苔,脉弦细数。

五、治疗

腰椎间盘突出症治疗方法的选择,取决于该病的不同病理类型、病理阶段和临床表现及病人的年龄和身心状况。手术和非手术疗法各有其适应证,绝大多数腰椎间盘突出症可经非手术疗法得到缓解或治愈。目前,随着对椎间盘突出症病因病理认识的逐渐深入及现代诊断技术的进步,对其治疗应尽可能地采用非手术疗法,尽量减少手术治疗,已得到越来越多学者的认同。

非手术疗法是治疗腰椎间盘突出症的基本疗法。腰椎间盘突出症的发病率很高,目前认为它是一种自限性疾病,治疗的目的不应是单纯追求椎间盘突出髓核的部分或全部回纳,还在于促进椎间盘突出物的逐渐缩小或吸收,改变突出物与神经根的位置关系,减轻或消除对神经根的压迫,改善局部血液循环,加速其炎性物质的吸收和肿胀的消退,从而减轻或解除对神经根的刺激,以达到缓解或消除临床症状,直至痊愈和康复。非手术疗法对骨伤科医师提出了更高的要求,不能只满足于对患者进行治疗,而是要详细地询问病史,仔细检查身体,熟悉有关特殊检查项目,如脊柱 X 线征象及 CT 和MRI、肌电图、椎管造影、腰椎间盘造影等,以做到对疾病过程有较全面的了解或掌握。此外还应详细了解患者的心理状况,尤其是对长期患病或有恐惧心理的患者,要让患者放下思想包袱,克服急躁情绪,主动配合医师的检查和治疗。腰椎间盘突出症的非手术疗法很多,医师要了解各种非手术疗法的适应证、机制和治疗方法的要领,根据患者不同的病理类型及阶段及年龄和体质状况,有针对性地选择几种治疗方法,制定方案,周密安排,以达到优势互补。治疗应循序渐进,千万不能操之过急,在治疗过程中还应根据病情及时调整治疗方案,以提高疗效,避免方法不当加重病情。

1. 卧床休息

急性期应完全卧床休息,可以减少椎间盘承受的压力,使椎间盘突出过程停止,有利于局部静脉的回流,减轻水肿,加速炎症的消退,改善椎间盘的营养,促使损伤的纤维环组织获得部分的修复。卧床休息的体位可选择仰卧位、侧卧位、俯卧位或跪卧位均可,主要是以自我感觉舒适为宜。一般患肢在屈膝、屈髋位,对缓解疼痛特别有效。仰卧位时可采用枕被将小腿垫高,使髋膝处于半屈曲位,侧卧位时以健侧卧、双膝双髋半屈曲或健肢伸直为宜。

急性期应完全卧床 3 周或更长的时间,待症状明显缓解后,方可下床活动。卧床期间应按治疗计划采用药物、手法按摩或牵引等方法综合治疗。如需离床进行检查或治疗者,一定要用担架、推车卧位运送,最好不要下床行走,以免影响疗效。

2. 功能锻炼

动静结合是中医骨伤科的一项基本治疗原则,腰椎间盘突出症的治疗也不例外,只要患者在卧床期间能主动地在床上翻身,即可进行腰背肌和腹肌的功能锻炼。因卧位功能锻炼是在椎间盘未承受自身体重压力的情况下进行的,只要是在医师正确的指导下,循序渐进地进行锻炼,一般不会加重病情。即使是在康复期,亦应多采用卧位练功为好。功能锻炼可以逐渐矫正脊柱的生理曲线,增强腰背肌的肌力以增加脊柱的稳定性,减轻腰部的负荷,缓解疼痛。常见的练功方法有飞燕式、拱桥式等。缓解期站立位练功可采用腰部前屈、后伸、侧弯或在双杠上悬吊做前后摆腿练习等。

3. 西药治疗

腰椎间盘突出症的西药治疗主要是根据患者的症状、体征进行对症用药。临床上主要应用抗炎止痛、消肿利水、解除肌肉痉挛、扩张毛细血管及营养神经的药物。常用的药物:扶他林 25 mg,每日 3 次;维生素 B_1 10 mg,每日 3 次;地巴唑 10 mg,每日 3 次。也可适当应用利尿药亦可减轻神经根水肿充血。如神经根刺激症状严重者,可加服泼尼松 5 mg,每日 2～3 次。

4. 中药治疗

(1) 风寒证:祛风散寒,活络止痛。方用独活寄生汤加减。若寒湿阻滞,腰腿冷痛重着者,治宜散寒除湿,温经通络。方用甘姜苓术汤加牛膝、杜仲、桑寄生之类。常用的中成药有风湿骨痛胶囊、散风活络丸等,偏于寒湿者,可用痛痹胶囊、寒湿痹冲剂等;外用药可贴天和追风膏、复方南星止痛膏等。

(2) 湿热证:清热化湿。方用加味二妙散为主方。中成药可选用湿热痹冲剂、当归拈痛丸、痛风定胶囊等；外用药可选用如意金黄散、消炎散外敷。

（3）血瘀证：活血化瘀，理气止痛。方用身痛逐瘀汤加减。中成药可选用腰痛宁胶囊、瘀血痹冲剂；外用药可选用消痛灵喷剂、疏通安涂膜剂等。

（4）肾虚证：偏阳虚者，宜温补肾阳，方用肾气汤或右归丸合青娥丸；中成药可选用仙灵骨葆胶囊、补肾壮骨颗粒、桂附地黄胶囊。偏阴虚者，宜滋补肾阴，方用六味地黄丸或左归饮为主，中成药可用左归丸。

中药治疗腰椎间盘突出症机制的研究已有很大的进展，活血化瘀、温经通络、补肾壮骨的中药，能促使椎间盘突出物的回缩和自然吸收，而舒筋通络、活血化瘀、祛湿利水的中药，能减轻或消除神经根局部充血、水肿等炎症反应，改善局部微循环，使神经内及周围组织中的充血水肿缓解，清除神经根周围局部炎症介质等致痛物质，促进神经根结构及功能的恢复。

1）金毛狗脊汤（郭氏家传方）：金毛狗脊 12 克，露蜂房 6 克，蝉蜕 6 克，防己 9 克，石楠藤 9 克，制川乌 6 克，制草乌 5 克，制没药 9 克，制乳香 6 克，海桐皮 12 克，川萆薢 12 克，川断 9 克，木瓜 9 克。水煎服，每日 1 剂，分 2 次饭前服。

适应证：椎间盘脱出、坐骨神经痛等。

方解：本病多由素体亏虚，骨髓失养，以及劳伤过度感受风寒湿邪所致。方以狗脊、川断益肾；蜂房去恶骨疼痛；蝉蜕、防己、石楠藤、川草乌、乳香、没药、海桐皮以祛风止痛；木瓜和胃通络。

歌括：金毛狗脊露蜂房，二乌乳没楠藤襄，瓜断蝉己薢桐皮，腰腿疼痛效力强。

2）腿痛方（郭氏家传方）：当归 9 克，川芎 9 克，红花 3 克，白芍 15 克，熟地 15 克，羌活 9 克，桂枝 6 克，木瓜 9 克，独活 12 克，威灵仙 9 克，杜仲 9 克，牛膝 9 克，川断 9 点，醋炒香附 6 克，醋炒知母 3 克。水煎服，每日 1 剂，分 2 次饭前服用。

适应证：臀部及大腿疼痛，风寒湿痹等。

方解：四物汤为补血主方，益肾补虚亦用此为主。桂枝、红花、羌活、独活、香附、木瓜祛风活血和胃通络；川断、杜仲健骨，知母入肾，是谓佐使，又能防止本方偏于温燥之弊。

歌括：腿痛方中四物加，仲新灵仙牛膝瓜，二活知红桂香附，臀风腿痛效可夸。

3）壮腰八珍汤（郭氏经验方）：八珍汤加木瓜 9 克，川牛膝 12 克，川断 9 克，肉桂 3 克，制附片 9 克，独活 12 克，羌活 9 克，破故纸 9 克。水煎服，每日 1 剂，分 2 次服用。

适应证：椎间盘脱出，非风非湿腰胯痛等。

方解：本方所治之证，以劳伤为主。以八珍双补气血；肉桂、附片、故纸壮阳止痛；二活祛风通络止痛，同金毛狗脊汤比较，祛风之力较弱，而补益之功较强。

歌括：壮腰八珍断牛膝，木瓜肉桂附片俱，羌活独活破故纸，腰胯疼痛服之宜。

5. 封闭疗法

近年来骶管硬膜外封闭已较广泛应用于临床，适用于某些顽固性腰腿痛、神经根粘连的患者，对急性腰腿痛患者亦有效。方法同硬膜外麻醉，可直接注射醋酸泼尼松龙 25 mg，加 1％利多卡因 5 mL、维生素 B_1 100 mg，再加生理盐水稀释至 15 mL，每周 1 次，共注射 2～3 次。注射的各个环节都需严格无菌，注射技术必须绝对可靠。注意勿将药液注入硬脊膜腔内，如将药物注入蛛网膜下隙，则可引起蛛网膜炎，发生严重后果。硬膜外注射次数不可太多，剂量不宜太大，否则药物积聚成块而刺激神经。

6. 物理疗法

物理疗法是腰椎间盘突出症的一种常用的辅助治疗，它具有改善局部组织的血液循环，促进神经根炎症性水肿的吸收，止痛和缓解肌肉痉挛，有利于腰脊柱运动功能恢复的作用。常用的有短波透热疗法、超短波疗法、红外线疗法、音频电流疗法和中药离子导入等。

六、调护

经积极治疗，预后良好，但对于手术后复发的椎间盘突出患者预后不佳，遗留的腰痛伴有或不伴有下肢放射痛，严重影响生活质量。

七、验案举隅

沈某，男，55 岁。

主诉：腰部刺痛伴活动受限。

初诊(2018年4月19日)：患者5年前在劳累后出现腰部疼痛,疼痛呈刺痛,腰部屈伸、俯仰均受限,无二便失禁,无下肢无放射性痛,经卧床休息后症状可减轻,当时未予以重视。2018年2月13日患者出现腰部疼痛症状加重,伴右下肢麻木,经休息后疼痛缓解不显,当时就诊私人诊所予以抗炎止痛等输液治疗(具体不详)后症状稍减轻。现患者仍有腰部刺痛,腰部活动受限,右下肢麻木,久坐后麻木感加重,为求进一步治疗,遂于今日就诊于我科门诊,门诊拟"腰椎间盘突出症"收治入院。

查体：腰椎生理曲度变直,L3～L4、L4～L5、L5～S1棘突间及棘右旁压痛(+),麻木感放射至右下肢后外侧,击腰试验(+),直腿抬高试验左(70°)、右(50°),加强左(-)、右(+),"4"字试验(-),梨状肌牵张试验(-),屈髋屈膝试验(-),挺腹试验(+),颈静脉压迫试验(+)。舌质暗红,苔薄白,脉弦涩。腰椎MRI平扫(2018-04-27)示：L3～L4、L4～L5、L5～S1椎间盘突出;腰椎退行性变。

诊断：腰痛(气滞血瘀证);西医诊断：腰椎间盘突出。

治法：患者俯卧治疗床上,术者位于其患侧,先用一指禅推法于腰部患侧阿是穴、夹脊穴、肾俞、大肠俞、腰阳关诸穴反复上下往返操作治疗3～5分钟,继用㨰法于腰部沿膀胱经循行路线向下至臀部、大腿后侧、腘窝、小腿后侧由上而下往返多次操作治疗,持续数分钟,与此同时配合腰部后伸、髋关节外展、内收膝关节屈曲、伸直被动活动,各做3～5次。治疗重点以双重腰部、臀部为重要部位。继用拇指按揉法于居髎、环跳、承扶、委中、承山、昆仑诸穴,反复操作治疗1～3分钟,以有酸胀感为度。

患者取健侧卧位,下腿屈曲,上腿伸直,术者位于其背后,先用㨰法于下腰臀部沿足少阳胆经循行路线,大腿外侧、小腿外侧、足背外侧,上下往返操作治疗3～5分钟,与此同时配合做屈膝、屈髋伸腰被动扳法,反复操作3～5次,继以指或肘点按法于居髎、环跳、阿是穴,用按揉法于风市、阳陵泉、悬钟、昆仑诸穴反复治疗1～3分钟,再以拍、击法沿患下肢外从上至下往返拍击操作3～5遍。

承上势,患者下腿伸直,上腿屈曲,术者位于其前侧,以一手按住患者肩部,以另一手按住或用前肘部按压臀部,两手做相反方向用力推扳腰椎,反复操作 1～3 次,健侧可重复上法操作,常在操作过程中听到"喀嗒"响声,为手法成功。

患者仰卧位,术者位于患下肢侧方,先用擦法于大腿前侧、外侧、小腿前外至足背外侧,上下往返操作 3～5 次。然后做被动屈髋屈膝动作 3～5 次,再作顺时针或逆时针方向摇髋关节各 2～3 次,接以按揉法于阳陵泉、绝骨、阿是穴诸穴持续治疗片刻,以拿法于委中、承山、昆仑诸穴以酸胀为度。

承上势,术者站于患肢侧,先使腿屈膝屈髋下压,然后直腿抬高,如此反复操作 3～5 次,动作幅度由小到大,用力由轻到重,以患者能忍受为度。再使双腿屈膝屈髋并拢,术者用双手握小腿上方膝部,作顺时针和逆时针方向旋转骨盆活动各操作 3～5 圈,继作向小腹外侧斜压作斜扳法,两侧各操作 1～3 次。此法适用腰椎生理前凸增大患者,可达移位椎体还原,脊椎间盘组织缩回之功效。每日治疗 1 次,10 次为 1 个疗程。经治疗 2 个疗程后,患者腰部疼痛明显减轻,双下肢麻木基本消失。

按语:该医案中患者腰椎生理曲度变直,各棘突间及棘旁无压痛,无下肢放射痛,单纯手法治疗后,击腰试验(一),直腿抬高试验左(70°)、右(65°),加强左(一)、右(一),"4"字试验(一),梨状肌牵张试验(一),屈髋屈膝试验(一),挺腹试验(一),颈静脉压迫试验(一)。舌质淡红,苔薄白,脉弦。嘱其适当进行腰背肌功能锻炼。避免受凉和过度劳累。在弯腰、下蹲、起立或提拿重物时,要注意用力平衡,防止再度腰部受伤。

第 3 腰椎横突综合征

第 3 腰椎横突综合征,是以第 3 腰椎横突部明显压痛为特征的慢性腰痛。亦有称第 3 腰椎横突周围炎,或第 3 腰椎横突滑囊炎。它是腰肌筋膜劳损的一种类型,由于第 3 腰椎居全腰椎之中心,活动度大,其横突较长,抗应力大,劳损机会多,故易产生腰痛和臀部痛。本病多见于青壮年,尤以体力劳动者最为多见。

一、解剖学

第 3 腰椎横突后伸曲度大,向侧方延伸最长,位于腰椎中部,两侧腰椎横突连线形成以第 3 腰椎横突尖为顶点的纵长菱形。第 1、第 2 腰椎横突外侧有下部肋骨覆盖,第 4、第 5 腰椎横突深居于髂骨内侧,唯有第 3 腰椎横突缺乏肋骨及髂骨保护,横突末端附着与躯干活动有密切关系的肌肉及筋膜,主要有腹横肌、腰方肌、腰大肌、骶棘肌及腰背筋膜。腰背筋膜深层附着于腰椎横突末端、季肋及髂嵴,腹横肌移行于腰背筋膜而附着于横突。第 3 腰椎位于腰前凸曲线之顶点,背阔肌的髂腰部分纤维止于第 3 腰椎横突,腰大肌的部分肌纤维也止于此,骶棘肌的一部分肌纤维也止于此,第 3 腰椎成为腰椎屈伸、侧弯及旋体的枢纽,所受的杠杆作用最大。由于第 3 腰椎横突较长,以致附着于此处的肌肉、筋膜、韧带能有效地保持脊柱的稳定性及正常的活动。较长的横突又能增强肌肉的杠杆作用,肌肉收缩牵拉机会多,拉力最大,当这些组织异常收缩时,横突末端首当其冲。

二、病因病机

第 3 腰椎横突综合征的主要病因是急性腰部损伤未及时处理或长期慢性劳损,国内学者认为第 3 腰椎横突综合征是腰背筋膜或肌肉紧张,使同侧或对侧横突尖处的软组织撕裂而受损伤,并出现渗出、出血、水肿,引起横突周围软组织粘连、增厚等病理变化,使穿过其中的神经血管受到炎性刺激和机械性挤压而产生疼痛刺激症状。

三、临床表现

患者有慢性腰痛病史,腰部一侧或两侧疼痛,晨起、弯腰或劳累后加重,久坐直起困难,活动后略减轻,疼痛可累及臀部及大腿,有时可放射到腹部。有个别患者因轻微外力即可造成扭伤,引起急性腰痛,甚者生活不能自理。

四、中医辨证

(1)肾阳虚证:腰部隐隐作痛,酸软无力,缠绵不愈,局部发凉,喜温、喜按,遇劳更甚,卧则减轻,常反复发作,少腹拘急,面色㿠白,肢冷畏寒,舌质淡,脉沉细无力。

(2)肾阴虚证:腰部隐隐作痛,酸软无力,缠绵不愈,心烦少寐,口燥咽干,面色潮红,手足心热,舌质红、少苔,脉弦细数。

（3）瘀血阻滞证：腰痛如刺，痛有定处，痛处拒按，日轻夜重，轻者俯仰不便，重则不能转侧，舌质暗紫或有瘀斑，脉涩，部分患者有跌打损伤史。

（4）寒湿腰痛证：腰部冷痛重着，转侧不利，逐渐加重，静卧病痛不减，寒冷和阴雨天则加重，舌质淡、苔白腻，脉沉而迟缓。

五、治疗

该病的治疗原则是解除腰肌痉挛，松解粘连，增强肌力。治疗一般以非手术治疗为主。

1. 手法治疗

患者俯卧，医者站在患者的健侧，先在健侧软组织的远端近肩胛骨处，自上而下用滚法往返滚动 10 次，后改为掌根揉约 5 分钟，顺序同上。再在患侧软组织的远端近肩胛骨处，自上而下用滚法往返滚动 20 次，后改为掌根揉 10 分钟左右，顺序同上。继而在阿是穴处用弹拨的手法，力度由轻而重弹拨 3～5 分钟；再以阿是穴为中心点向四周做理筋手法，约 5 分钟；并沿膀胱经，自肩、背、腰、臀、股后、大腿到委中穴，用按揉法或滚法往返 5 次；继而在肾俞、秩边、环跳、委中、承山、昆仑等穴，各点按 1 分钟，力度由轻而重。待上述手法完成后，再加到阿是穴处施用弹拨手法、理筋手法或者两种手法交替使用 3 分钟，最后用擦法由上而下和左右擦 2 分钟作为结束。

2. 中药治疗

（1）中药内服

1）独活寄生汤（《千金方》）：独活 9 克，寄生 12 克，秦艽 9 克，防风 6 克，细辛 3 克，生地 9 克，白芍 10 克，当归 9 点，川芎 6 克，桂心 3 克，云苓 9 克，杜仲 9 克，川牛膝 9 克，党参 9 克，甘草 9 克。水煎服，每日 1 剂，分 2 次饭前服。

加减：本方去寄生，加黄芪、川断名三痹汤，治气血凝滞、手足拘挛、风痹等。

适应证：肝肾两虚，风寒湿邪侵袭为患，腰腿拘急，筋骨挛痛，脚膝软弱疼痛。

方解：本方为强壮发汗镇痛之复合剂，方中八珍去术，有补气益血之效；杜仲、牛膝壮筋骨而利关节，主腰膝疼痛软弱；桑寄生去风痹；桂心通血脉而利关节；秦艽祛风湿，主肢节痛；川芎祛风止痛，细辛发汗止痛，此二味为关节痛要药；地黄、当归亦有舒筋络主筋骨痛之效。全方十五味，对冷痹挛痛直接发生效力者占十一味之多，故本方对由冷卧湿地引起之风湿关节炎及功能衰弱性之末梢神经痛疗效好，可强壮镇痛，标本兼顾。

歌括：独活寄生芃防辛，地芍归芎加桂苓。杜仲牛膝人参草，冷风雨痹能屈伸，若去寄生加芪断，汤名"三痹"古方珍。

2）杜仲汤（《伤科补要》）：杜仲 12 克，川断 9 克，生地 9 克，赤芍 9 克，归尾 9 克，丹皮 9 克，桃仁 9 克，元胡 9 克，肉桂 3 克。黄酒引，水煎服，每日 1 剂，分 2 次饭前服。

适应证：治一切腰脊伤痛。

方解：《金匮翼》云：瘀血腰痛系由于血脉凝湿，经络壅滞，令人卒痛不能转侧，其脉涩，日轻夜重者是也。故腰部之伤痛必以活血为主，如当归、桃仁、丹皮、赤芍之属；又兼以益肾经强腰，如杜仲、川断、生地之类；以元胡活血止痛；肉桂助肾强阳，以血喜暖恶寒，暖则散，寒则凝故也。

歌括：杜仲汤用桃仁泥，归芍川断与丹皮，生地元胡合官桂，脊伤酒煎功效奇。

（2）中药外治：外贴活血止痛类、跌打风湿类膏药，亦可配合海桐皮洗方等中药热敷或熏洗。

（3）中成药治疗：独活寄生丸，适用于寒湿证；抗骨质增生胶囊，适用于肾阳虚证。

六、调护

该病经正规治疗后，并发症较少；若失治或误治，会遗留腰部疼痛。预后较好。治疗后要嘱患者平时经常锻炼腰背肌，注意腰部保暖，勿受风寒。

七、验案举隅

孙某，女，26 岁。

主诉：左侧腰痛 3 日。

初诊（2019 年 10 月）：患者 3 前运动后出现左侧腰痛，自行贴敷云南白药膏未见明显缓解。症状进行性加重，出现腰部活动不利，遂来我科就诊。

查体：腰部活动受限，向右侧屈不能；左侧腰方肌紧张；左侧腰 3 横突尖处可触及蚕豆状硬结,压痛明显。辅助检查:第3腰椎左侧横突偏长。

诊断:腰3横突综合征(左侧)。

治疗:确定肌筋膜触发点及进针点。肌筋膜触发点一般位于第3腰椎旁开3~4 cm处,其内下方可触及局限性的硬结,有紧滑感,压痛明显。进针点A在同侧腰部,肌筋膜触发点外侧3~4 cm,由外向内进针;进针点B在同侧腰部,肌筋膜触发点下方3~4 cm,由下向上进针;进针点C在同侧腰部,肌筋膜触发点上方3~4 cm,由上向下进针。破皮进针。进针患者取俯卧位,根据病情、进针点局部的皮肤情况等选择针刺点。常规消毒后进针,针尖与皮肤呈15°~25°,调整针体使之在皮下,向前推行,直至软套管没入皮下。扫撒手法。用右手拇指内侧指甲缘和中指夹持芯座,示指和无名指分居中指左右两边。拇指尖固定在皮肤上作为支点,使针尖上翘,示指和环指前后作跷跷板样扇形运动,再灌注运动。进行扫散手法的同时,嘱患者在抗阻状态下将对侧下肢伸直上举,抬离床面,保持这种姿势约10秒。还可以嘱患者将同侧下肢伸直上举,抬离床面,同时让医助一手按住患者同侧臀部,一手握住同侧小腿部,将整条下肢向外对侧平推,保持这种姿势约10秒。两组动作连续操作3组,每组间隔1分钟。操作期间注意询问患者有无不适。经1次治疗腰痛症状缓解80%,腰椎活动基本恢复正常。隔日再来治疗1次,共治疗2次,症状痊愈。随访半年未复发。

按语:腰方肌起自髂嵴的后部,向上止于第12肋和L1~L4腰椎横突,其收缩可以侧方倾斜骨盆、将脊柱弯向同侧、协助后伸脊柱。L3位于腰部活动中心,其横突最长,腰椎前屈、侧屈、旋转活动时,止于L3横突尖处的腰方肌部分最容易劳损,形成肌筋膜触发点,产生痉挛收缩,引起腰部疼痛及活动受限。

腰椎管狭窄症

腰椎管狭窄症是指各种形式的腰椎管、神经根管、椎间孔的狭窄及软组织引起的椎管容积改变和硬膜囊本身的狭窄等引起的一系列腰腿痛和一系列神经系统症状出现,称为腰椎管狭窄症。其属于中医学腰腿痹痛范畴。多见于中老年人,男性较女性多见,体力劳动者多见。

一、解剖学

（一）按病因分类

1. 发育性椎管狭窄

（1）先天性小椎管：先天性椎弓根短及椎弓根内聚以致椎管矢状径及横径变小，幼年无症状，随着发育过程，椎管和其内容物逐渐不相适应，产生狭窄压迫症状。

（2）软骨发育不全症：在发育过程中逐渐发生狭窄而出现症状。

（3）先天性椎弓部不连及滑脱：由于椎体间的滑移使此平面椎管变窄，同时椎弓峡部软骨和纤维组织增生亦可压迫神经根，多在发育后期或中年后脊柱退变时产生狭窄症状。

（4）先天性脊柱裂：脊柱裂处瘢痕组织增生及粘连造成对硬膜和神经根的牵拉，刺激和压迫产生症状。

2. 退变性椎管狭窄

退变性椎管狭窄是最常见的腰椎管狭窄的类型。中年以后逐渐发生脊柱退变，其发生迟早和程度与患者体质、职业、劳动强度、创伤等有关。一般先发生于椎间盘，髓核组织的含水量减少，椎间盘间隙变窄，椎体周围稳定的韧带松弛，椎体间异常活动范围增加，使其原有的生物力学功能减退，不能将其承受的压力均匀地向四周传播。椎间隙高度下降和生物力学改变引起后关节紊乱、应力增加、关节突关节软骨磨损，形成骨性关节炎而继发椎体骨赘形成、小关节肥大内聚、黄韧带肥厚等引起椎管狭窄。随着中央管和神经管容积减少，对神经和其血供的压力不断增加，发生缺血性神经炎，引起椎管狭窄的临床症状。另外，实验证实马尾部狭窄可致神经根发生脱髓鞘改变，引起持续性疼痛。临床上经常发生在发育性椎管狭窄的基础上又有退变性因素所致的复合性狭窄。虽然椎间盘退变和突出常为椎管狭窄的一部分，但腰椎间盘突出症往往缺乏骨质肥大、黄韧带肥厚等病理改变，故两者不能混为一谈。

3. 骨病和创伤性狭窄

结核、肿瘤、炎症、间盘突出、创伤等均可引起椎管狭窄，但均为各自独立性疾病，狭窄是病理表现，均不列为椎管狭窄症。

4. 医源性椎管狭窄

一般为手术所致，常见原因如下：

（1）手术创伤及出血引起椎管内瘢痕组织增生及粘连。

（2）手术破坏了脊柱的稳定性引起滑脱。

（3）手术改变了脊柱生物力学，继发创伤性骨纤维结构增生。

（4）全椎板或半椎板切除后，后方软组织突入椎管并与硬膜粘连。

（5）脊柱后融合术引起椎板增厚；椎管内遗留碎骨块。

（6）除手术外，暴力反复推拿按摩、椎管内封闭、椎管内有明显粘连及骨与纤维结构增生，均可致狭窄。

（二）按狭窄发生的部位分类

分为中央椎管狭窄、侧隐窝狭窄、神经根管狭窄及混合性狭窄四类。

二、病因病机

本病属于中医腰腿痹痛的范畴。《济生方·痹》云："皆因体虚，腠理空疏，受风寒湿气而成痹也。"指出了体虚感受外邪在本病发病中的意义。《医林绳墨·腰痛》云："大抵腰痛之症，因于劳损而肾虚者甚多……盖肾虚而受邪，则邪胜而阴愈消，不能荣养于腰者，故作痛也。宜以保养绝欲，使精实而髓满，血流而气通，自无腰痛之患。"《黄帝内经素问·痹论》曰："肾痹者，以尻代踵，以脊代头。"形象地描述了肾痹腿足废用，腰不能直伸的症状特征。先天肾气不足、肾气虚衰及劳役伤肾为其发病的内在原因，而反复遭受外伤，慢性劳损及风、寒、湿邪的侵袭为其发病的外在因素。其主要病理机制是肾虚不固、风寒湿邪阻络、气滞血瘀、营卫不得宣通，以致腰腿经络痹阻疼痛。

三、临床表现

发病年龄多为50～60岁及以上的中老年患者，起病缓慢，多有慢性腰痛史，有的可达十余年以上，由于不同的狭窄部位，临床表现也不尽相同。

（1）症状：中央性椎管狭窄症表现为马尾神经症状，主要感腰骶部痛或臀部痛，下肢麻木无力区域广泛，甚至有大小便失禁或潴留，马鞍区麻木，男性可出现阳痿等，但很少有下肢放射痛。神经根管狭窄表现为腰骶神经根性症状，出现下肢痛或麻木症状，其区域依据受压神经而定，多出现在大腿后外方或小腿后侧、踝部、甚至足背足底部,或合并下肢麻木和无力。临床多表现为马尾神经和神经根受压症状两者皆有。中央性椎管狭窄症的症状,患者为了减轻腰痛和下肢痛,常取腰部前屈位不愿直腰。故患者常诉挺胸直腰行走困难,而弯腰骑自行车长途跋涉并无障碍。间歇性跛行是椎管狭窄症的特征性症状,主要表现为当患者行走数十米或百米即出现一侧或双侧下肢疼痛麻木、酸胀乏力、步态失稳,以至难以继续行走,当蹲下休息或向前弯腰或卧床屈膝休息数分钟后,症状即逐渐缓解,但再继续行走后此种现象又重复发作,这是由于马尾神经或神经根受压缺血缺氧所致,故称之为神经源性间歇性跛行,以区别于肢体缺血的血管源性间歇性跛行。患者行走后可出现尿急或大小便失禁等括约肌障碍症状,以及感觉缺失症状,但在临床查体时却很少发现相应体征,这种主诉多、体征少,两者很不相符的表现,是椎管狭窄症的另一特征。

(2)查体:早期检查时发现患者主诉的严重症状与客观体征不符。因早期未造成持续性压迫因而多无体征、无畸形、无压痛及活动受限,直腿抬高试验阴性,下肢感觉、肌力、反射等均正常,但直立腰后伸时间较久时,可诱发症状。

当发生持续性压迫后,可出现受压的马尾神经或神经根的支配区的肌力及感觉减退,腱反射减弱或消失。中央椎管狭窄严重者有马鞍区感觉减退、排便及排尿功能障碍,下肢感觉与肌力减退的范围也较大。

侧隐窝及神经根管狭窄者,一般只压迫单一神经根,其体征局限,与中央管狭窄不同的是常有明显的腰肌紧张及腰旁压痛点(相当于关节突部位)。L4 神经根受压者感觉减退区主要在小腿前内侧,可出现股四头肌力减退、膝腱反射减弱,但跟腱反射正常。L5 神经根受压者感觉减退区主要位于小腿前外侧和足背内侧,常出现伸趾肌力减弱;S1 神经根受累时,多为小腿后方、足底麻木,腓肠肌肌力下降。间歇性跛行多因某一组肌肉疼痛无力或肢体麻木引起。跟腱反射减弱,直腿抬高试验及踝关节背伸加强试验均为阳性。无论中央管狭窄或神经根管狭窄,患者下肢血供良好,足背动脉、胫后动脉正常,以与肢体缺血性疾病相鉴别。

四、中医辨证

腰椎管狭窄症属中医学"痹证""腰腿痛"范畴。中医学认为腰腿痛与气血、经络、脏腑功能失调有密切关系。《黄帝内经灵枢·本藏》篇说："经脉者，所以行气血、营阴阳、濡筋骨、利关节也。"《外科证治全书》说："诸痛皆由气血不通所致。"所以，只有血脉调和、循环流畅，才能使全身的肌肉和骨关节正常活动。气行则血行，气滞则血瘀，气滞血瘀则经脉不通，不通则痛，故腰腿痛为气滞血瘀、肾气亏虚、风寒湿邪闭阻经络所致。

1. 外感性腰痛

风、寒、湿邪客于膀胱经及督脉而出现腰痛。足太阳经行经腰部，及于膀胱，膀胱与肾相表里；"督脉属肾"，腰为肾之府。因风、寒、湿邪致气血不和、瘀滞不通时则出现腰部疼痛。不同的患者，风、寒、湿邪既可同时存在，也可一证为主，其表现有所不同。

（1）风性腰痛（行痹）：疼痛部位游走不定，腰部活动受限，但无明显的压痛点。治疗以祛风通络为主，佐以散寒利湿。

（2）湿性腰痛（着痹）：背腰部疼痛绵绵，腰部负重感，活动不便，痛有定处，压痛点明显，四肢酸楚，肌肤麻木。治疗以利湿为主，佐以祛风散寒。

（3）寒性腰痛（痛痹）：腰部疼痛剧烈，肌肉痉挛，痛有定处，畏寒、喜热，遇热痛减、遇冷痛重，有明显的压痛点。治疗以散寒为主，佐以祛风除湿。

2. 肾虚性腰痛

素体脏腑功能失调，青年精血衰弱或虚劳过度，肾气亏损，无以濡养经脉而发生腰痛。张景岳云："凡腰痛悠悠戚戚，屡发不已者，肾之虚也。"肾主骨生髓，腰为肾之府，故肾气虚，腰部大骨亦虚而发生腰痛。腰痛以酸软为主，绵绵不绝，下肢麻木无力，劳累后加重，休息后减轻。肾阴虚弱者，心烦失眠、面色潮红、五心烦热，治宜滋阴清热，用左归丸，有火者服用大补阴丸；肾阳虚者，少腹拘急、面色㿠白、手足不温，治宜温补肾阳。

3. 血瘀性腰痛

腰部受到扭挫跌扑后，伤及经脉气血，致使气血运行不畅，气滞血瘀，经络阻滞不通，而产生腰痛。痛如针刺，痛有定处，重者疼痛剧烈而不能动，局部有明显压痛点，治疗以活血化瘀、理气止痛为主。

五、治疗

在对腰椎管狭窄症患者治疗前，必须与其进行详谈，充分了解其心理状态、思想活动、社会背景、经济状况,尤其要建立良好的医患关系,重点介绍适宜于患者的治疗方法,医师了解患者对治疗方案理解及其对疗效的期望值,患者不现实的期望,若不能及时改正可能会导致发生纠纷等问题。腰椎管狭窄的诊断一经确定,首先应选择非手术治疗,包括休息、减少活动、应用改善微循环药物、硬膜外类固醇药物注射、推拿按摩、使用弹力围腰等。加强腰腹肌锻炼、脊柱屈伸活动、游泳等有氧训练,均有助于增加椎管内容积,减轻神经压迫,促进静脉回流,稳定脊柱,改善患者精神状态,从而减轻症状。

经正确系统非手术疗法无效,神经症状较重者需手术减压,是解除神经压迫的唯一治疗方法。手术方法取决于患者的症状和检查所见。所有的症状中,腰痛的预后最难预料,有时手术很彻底,但腰痛仍存在,这是因为手术治疗虽可解除神经压迫,但并不能改变椎间关节软骨磨损等退行病变和异常的生物力学分布等根本问题。

1. 手法治疗

手法治疗腰椎椎管狭窄症可以舒筋活络、疏散瘀血、松解粘连,使症状得以缓解或消失。

(1) 掌根按揉法

1) 患者俯卧位,医者立于患者一侧,在腰骶部采用掌根按揉法,沿督脉、膀胱经向下,经臀部、大腿后部、腘窝部直至小腿后部上下往返 2～3 次,然后点按腰阳关、肾俞、大肠俞、次髎、环跳、承扶、殷门、委中、承山等穴,弹拨腰骶部两侧的竖脊肌及揉拿腰腿部。

2) 患者仰卧位,医者用掌揉法自大腿前侧、小腿外侧直至足背上下往返 2～3 次,再点按髀关、伏兔、血海、风市、阳陵泉、足三里、绝骨、解溪等穴,拿委中、昆仑穴。

(2) 腰部按抖法:一名助手握住患者腋下,另一名助手握住患者两踝部,两人对抗牵引。医者两手交叠在一起置于第 4、第 5 腰椎处进行按压抖动,一般要求抖动 20～30 次。

(3) 直腿屈腰法:患者仰卧或两腿伸直端坐于床上,两足朝向床头端。医者面对患者站立于床头一端,尽量用两大腿前侧抵住患者两足底部,然后以两手握住患者的两手或前臂,用力将患者拉向自己面前,再放松回到原位,一拉一松,迅速操作,重复 8～12 次。最后屈伸和搓动下肢,结束手法。

2. 中药治疗

（1）大防风汤（郭氏家传方）：黄芪 60 克，当归 15 克，川芎 9 克，肉桂 3 克，威灵仙 9 克，虎骨（碎）9 克，甘草 15 克，防风 9 克。水煎服，每日 1 剂，分 2 次饭前服。

加减：黄芪服 1 剂日加 30 克，当归日加 6 克，以补气血为主；痛甚可加制草乌 6 克，制川乌 6 克。现代虎骨为违禁药，予以金毛狗脊 9g 替之。

适应证：腰痹，臀大肌、股四头肌、股二头肌等处疼痛者。

方解：本病以臀腿部疼痛甚重，转侧不利为主。故本方以防风、灵仙祛风止痛；再以归、芪、草养血补气扶正；尤以虎骨壮骨搜风之力成其全功。现代替代为金毛狗脊，增强补肝肾，强腰膝效力。

歌括：大防风汤用黄芪，川芎肉桂灵仙宜，虎骨甘草伴当归，坐臀风症痛自愈。

（2）肾着汤（甘草干姜苓术汤）（《金匮要略》）：甘草 9 克，干姜 9 克，茯苓 9 克，白术 30 克，制附子 10 克。水煎服，每日 1 剂，分 2 次饭前服。

适应证：腰中冷痛，下肢肢体微肿，间歇性跛行。

方解：肾受寒湿，若寒不去，则为肾着。身重，腰中冷，如坐水中，肢体浮肿，都是寒湿着肾而阳气不行之证。本证病位不在肾之本脏，而在肾之外府，故腰以下冷痛，腹重如带五千钱为特征。跌打损伤，更易患之。健脾利水，温水散寒，附子温肾助阳，祛风止痛，冷痛自止矣。

歌括：肾着汤内用干姜，茯苓白术甘草襄，附子温肾治寒痛，腰冷肢肿用此方。

3. 西药治疗

常应用非甾体类抗炎镇痛药物、扩张血管药物及神经营养药物，以抗炎、止痛、消肿和防止神经根变性为目的。应饭后服用以减轻对胃肠道的不良反应和损害，症状严重者可与泼尼松等肾上腺皮质激素合用，可增强其疗效。对有消化道溃疡者应慎用非甾体类抗炎镇痛药物。

4. 固定治疗

有急性发作症状时，卧床休息最重要，一般屈髋、屈膝侧卧，不习惯长期侧卧亦可在膝部垫高屈髋屈膝仰卧，每日除必须起床的事外，尽量卧床，直至症状缓解。骨盆牵引帮助放松肌肉，限制活动，可扩大椎间距离，缓解神经组织受压、充血水肿,减轻症状。

5. 功能锻炼

病情缓解后应加强腰背腹肌锻炼,还可练习行走、下坐、蹬空、侧卧外摆等动作以增强腿部肌力。

6. 针灸疗法

取肾俞、志室、气海俞、命门、腰阳关等,每日或隔日 1 次,10 次为 1 个疗程。

7. 理疗

物理疗法是腰椎管狭窄症的一种常用的辅助治疗,它具有改善局部组织血液循环,促进神经根炎性水肿吸收,止痛和缓解肌肉痉挛,有利于腰椎运动功能的恢复。常用的有超短波、红外线、中频和中药离子导入等。

8. 局部封闭疗法

可进行硬脊膜外封闭,能松解粘连,消除炎症,缓解症状。常用醋酸泼尼松龙 25～50 mg 加 1％利多卡因 10～20 mL,每周 1 次,3 周为 1 个疗程。

六、调护

该病预后尚可,症状时重、时轻,经非手术疗法症状缓解明显。

七、验案举隅

李某,男,41 岁。

主诉:腰部板滞不适伴双下肢重着感 1 年余。

初诊(1986 年 9 月):患者于 1986 年 8 月份突然双下肢麻木沉重,渐至活动不利而行动艰难,当地医院诊断"腰椎骨质增生",并施牵引、按摩、理疗罔效。于 9 月上旬来我院诊治。经 CT 椎间盘平扫示 L2～L4 腰椎间盘突出伴相应节段椎管狭窄。

诊断:腰痛(气血亏虚);西医诊断:腰椎椎管狭窄(L2～L4 节段)。

治法:建议住院手术治疗。患者因不同意手术,求治于中医。9 月 11 日,自述双下肢麻木日渐加重,活动甚为不便,且伴颈项强直,头晕目眩,动辄自汗,短气,望其舌质淡白,切其脉弦细无力,郭焕章先生诊为营卫失调,气虚不达之证。

处方：黄芪桂枝五物汤。生黄芪50克，桂枝12克，生姜15克，白芍12克，大枣12枚，牛膝10克。

复诊(9月17日)：服上药6剂，每次药后咽中有热气上冲，周身亦感发热，下肢麻木沉重明显减轻，颈项活动自如，步履日趋稳定，自汗止，舌淡红，苔薄白，脉弦，郭焕章先生认为：此荣卫得偕阳气得通，乃佳兆也。遂又处：生黄芪50克，桂枝12克，生姜15克，白芍12克，大枣12枚，牛膝10克，木瓜10克。

三诊(9月24日)：服上药6剂后，双下肢麻木已消失，并能独自行走，近日食纳亦增，精神转佳，唯见头晕，舌淡红，苔稍水滑，脉微弦。患者要求回家调养，郭焕章先生又为其处方：白术12克，泽泻18克，生黄芪50克，桂枝12克，生姜15克，白芍12克，大枣12枚，牛膝10克，木瓜10克。6剂水煎，分早晚两次饭后温服。

于1986年10月3日来信，服上药后，诸症皆除，近已上班工作。

按语：《内经》云："营气虚则不仁，卫气虚则不用，营卫俱虚则不仁且不用。"该患主要表现双下肢顽麻沉重，郭焕章先生诊为营卫不和，卫虚不达之证，故选用黄芪桂枝五物汤。方中重用黄芪补益虚损，"通营卫之气"，复以白芍"除血痹以止痛"，姜枣以和营卫，尤其重用生姜。引诸药达于肢表，故药后使营卫调和，阳气通达，而周身热甚，此不温阳而阳自通。郭焕章先生强调，运用此方，贵在随证变通，如病在下肢者加牛膝多，病在上肢者重用桂枝，病在筋脉者加木瓜等，如此圆机活用，实为组方配伍之楷模。

腰椎骨折

胸腰椎骨折是指由于外力造成胸腰椎骨质连续性的破坏，是最常见的脊柱损伤。在青壮年患者中，高能量损伤是其主要致伤因素，如车祸、高处坠落伤等。老年患者由于本身存在骨质疏松，致伤因素多为低暴力损伤，如滑倒、跌倒等。胸腰椎骨折患者常合并神经功能损伤，且由于致伤因素基本为高能损伤，常合并其他脏器损伤，这为治疗带来了极大的困难和挑战。

一、解剖学

脊柱是人体的支柱，由脊柱骨和椎间盘组成，前者占脊柱长度的3/4，后者占 1/4，其周围有坚强的韧带相连及很多肌肉附着，具有负荷重力、缓冲震荡、支撑身体、保护脊髓及体腔脏器的功能。胸腰椎古属背骨和腰骨的范畴。《医宗金鉴·正骨心法要旨》云："背者，自后身大椎骨以下，腰以上之通称也。其骨一名脊骨，一名膂骨，俗呼脊梁骨。"胸腰椎与颈椎、骶椎和尾椎共同构成脊柱。典型的脊椎骨可分为椎体和椎弓两部分，椎体在前，是椎骨的负重部分，椎体的后侧为椎弓部分椎体的后面与椎弓根和椎板共同围成椎孔，各椎骨的椎孔相连形成椎管，其中有脊髓和马尾神经通过。相邻的椎弓根上下切迹组成椎间孔，是脊神经的通路。腰椎椎体厚而大，关节突较长，其组成椎间连接，既有较好的活动性，又有较好的稳定性。腰椎的关节突关节逐渐变为斜位。各关节突关节排列甚为合适，关节面光滑，如有损伤即可导致创伤性关节炎，发生慢性胸腰背痛。每个椎骨的椎弓根是最坚强的解剖结构，凡从脊柱后部传递至椎体的力都经过该部，犹如联系椎体与椎板的两个拱形桥墩，因此又被称为椎骨的"力核中心"。脊髓位于椎管内，胸神经 12 对，腰神经 5 对、骶神经 5 对、尾神经 1 对，每一对脊神经所对应的脊髓是一个节段。脊柱的运动和稳定，不仅依赖于脊柱骨和韧带及椎间盘的完整，还依赖脊柱周围肌肉的舒缩和固定作用，一旦肌肉损伤变性和运动失调，即可导致脊柱稳定性减弱或丧失。可以认为肌肉是脊柱稳定的外在平衡因素，两者是相辅相成、缺一不可的，故在脊柱损伤的诊断和治疗中，应充分重视骨关节与软组织的相互关系和影响。

二、病因病机

造成腰椎骨折与脱位的损伤有直接、间接暴力两种，其中间接暴力较为常见，根据发病机制大致可分为屈曲型、伸直型、旋转、侧屈型。屈曲型较常见，占胸腰椎骨折与脱位的 90% 以上，因脊柱受到暴力过度屈曲造成，外力集中到椎体前部，椎体呈楔形改变，同时可伴有附件撕脱、断裂、脱位及绞锁。伸直型多为高处仰面摔倒，背部及腰部撞击地面硬物，脊柱骤然过伸，可发生骨折及脱位，还可能合并前纵韧带断裂和附件骨折。旋转和侧屈常伴随出现，椎体侧方压缩骨折脱位伴有韧带断裂。

1. 屈曲型损伤

从高处坠落时臀部触地躯干前屈，使脊柱相应部位椎体前半部受到上下位椎体、椎间盘的挤压而发生压缩性骨折,其后部的棘上韧带、棘间韧带、关节突关节囊受到牵张应力而断裂,上位椎体向前下方移位,引起半脱位,甚至双侧关节突跳跃脱位,但椎体后侧皮质并未压缩断裂。

2. 过伸型损伤

当患者从高处仰面摔下,背部或腰部撞击木架等物体,被冲击的部位形成杠杆支点,两端继续运动,使脊柱骤然过伸,造成前纵韧带断裂,椎体前下或前上缘撕脱骨折,上位椎体向后移位,棘突椎板相互挤压而断裂。另外,骑车摔倒头面部触地或急刹车乘客头面部撞击挡风玻璃或椅背,使颈椎过度伸展也可致前纵韧带断裂、上位椎体向后移位等类似伤。

3. 垂直压缩型骨折

高处掉落的物体纵向打击头顶或跳水时头顶垂直撞击地面及人从高处坠落时臀部触地,均可使椎体受到椎间盘挤压而发生粉碎性骨折,骨折块向四周“爆裂”移位,尤其是椎体后侧皮质断裂,骨折块突入椎管造成椎管变形、脊髓损伤。

4. 侧屈型损伤

高处坠落时一侧臀部触地,或因重物压砸使躯干向一侧弯曲,而发生椎体侧方楔形压缩骨折,其对侧受到牵张应力,引起神经根或马尾神经牵拉性损伤。

5. 屈曲旋转型损伤

脊柱受到屈曲和向一侧旋转的两种复合暴力作用,造成棘上、棘间韧带牵拉损伤,旋转轴对侧的小关节囊撕裂、关节突关节脱位,椎管变形,脊髓受压。

6. 水平剪力型损伤

又称安全带型损伤,多属屈曲分离型剪力损伤。高速行驶的汽车在撞车瞬间患者下半身被安全带固定,躯干上部由于惯性而急剧前移,以前柱为枢纽,后、中柱受到牵张力而破裂张开,造成经棘上棘间韧带一后纵韧带一椎间盘水平断裂;或经棘突一椎板一椎体水平骨折,往往移位较大,脊髓损伤多见。

7. 撕脱性损伤

由于肌肉急骤而不协调收缩,造成棘突或横突撕脱性骨折,脊柱的稳定性不受破坏，骨折移位往往较小。

三、临床表现

（1）疼痛：具有骨折患者特有的锐痛，活动或搬动时疼痛加剧，患者多采取被动体位或拒动。沿脊柱中线自上而下逐个按压棘突，寻找压痛点，发现棘突后突，表明椎体压缩或骨折脱位。

（2）活动受限：无论何种类型骨折，均因疼痛而引起椎旁肌保护性肌紧张，活动受限。

（3）神经症状：腰椎骨折、脱位伴有脊髓损伤者，可在损伤平面以下出现不同程度的感觉、运动、反射或括约肌功能障碍。

（4）腹痛、腹胀或急性尿潴留：可由后腹膜血肿、刺激神经丛引起腹痛、腹肌紧张或腹胀，酷似急腹症。另外，除脊髓损伤外，单纯胸腰段骨折，有时由于后腹膜出血也可引起反射性急性尿潴留。

（5）休克和合并其他损伤：出血、休克及内脏损伤，故应进行详细全面检查。

四、中医辨证

（1）早期：局部肿胀、剧烈疼痛，胃纳不佳，大便秘结，舌苔薄白、脉弦紧。证属气滞血瘀。

（2）中期：肿痛虽消而未尽，仍活动受限，舌暗红，苔薄白、脉弦缓。证属瘀血未尽，筋骨未复。

（3）后期：腰酸腿软，四肢无力，活动后局部隐隐作痛，舌淡苔白，脉虚细。证属肝肾不足、气血两虚。

五、治疗

1. 中药治疗

（1）早期：行气活血，消肿镇痛。多用复元活血汤、膈下逐瘀汤，外敷消瘀膏或消肿散。兼有少腹胀满、小便不利者，证属瘀血阻滞，膀胱气化失调，治宜活血祛瘀，行气利水，用膈下逐瘀汤合五苓散。若局部持续疼痛、腹满胀痛、大便秘结、苔黄厚腻、脉弦有力，证属血瘀气滞，腑气不通，治宜攻下逐瘀，方用桃核承气汤或大成汤加减。

（2）中期：活血和营，接骨续筋。方用接骨紫金丹。

（3）后期：补益肝肾，调养气血。方用六味地黄汤、八珍汤或壮腰健肾汤加减，外贴万应膏或狗皮膏。

2. 手术治疗

对不稳定的腰椎骨折，特别是并有脊髓损伤者，须手术治疗。可以争取最大限度地准确地将骨折复位、恢复椎管管径，为神经恢复创造条件；恢复脊柱力线，椎体高度及椎管管径，有脊髓损伤者，应直接或间接地解除脊髓的压迫。手术治疗能在直视下观察脊柱损伤的部位和程度，重建脊柱稳定性，利于患者尽早康复训练，并且可减轻护理难度，预防并发症的发生。手术入路选择取决于骨折的类型、骨折部位、骨折后时间及术者对入路熟悉程度。后路手术解剖较简单、创伤小、出血少、操作较容易，适用于大数脊柱骨折，尤其是来自前方的、压迫<50％的腰椎骨折，可使骨块达到满意的间接复位。前路手术可通过椎管前方直视下充分进行椎管前侧减压，同时矫正畸形坚强固定与植骨融合，恢复脊柱生理曲线。当然前后路手术各有优缺点，需临床医师灵活掌握。

六、调护

骨折整复固定后，应鼓励患者早期进行四肢及腰背肌锻炼。行石膏及支架固定者，应早期进行背伸及伸髋活动。严重患者也不应绝对卧床，为防止压疮，应在1～2小时内帮助患者翻身1次，同时进行按摩。一旦病情稳定，患者有力，即可开始练功活动。轻者8～12周可下地活动，但应避免弯腰动作，12周后即可进行脊柱的全面锻炼。

七、验案举隅

陈某，女，58岁。

主诉： 跌扑损伤致腰部及左踝疼痛伴活动受限1日。

初诊（1995年10月6日）： 患者随儿女出游，在下山期间不慎踩空台阶跌扑伤及腰部及左侧踝关节，在当地一个诊所给予外敷跌打药酒，入夜疼痛剧烈。次日一早，在子女搀扶下赶来我院诊治。

查体：左侧踝关节肿胀瘀紫，活动受限，触痛显著，腰部触痛锐痛，不能直立，右侧胁肋锐痛、无力，直立时不稳，疼痛剧烈。腰部及肋骨触诊未见明显骨擦感。辅助检查：腰椎 MRI 示：腰 2 椎体 $1°$ 压缩骨折，伴相邻椎体骨髓水肿。

诊断：骨折病（气滞血瘀）；西医诊断：腰椎压缩性骨折。

治法：活血化瘀定痛。

处方：云三七 10 克，骨碎补 10 克，鸡血藤 10 克，土鳖虫 10 克，川续断 12 克，香白芷 12 克，制乳香 12 克，延胡索 12 克，山栀子 10 克，大血藤 10 克，京赤芍 10 克，炙甘草 6 克，大泽兰 10 克，重楼 10 克，威灵仙 10 克，徐长卿 10 克，刘寄奴 6 克，鹿衔草 6 克，紫丹参 6 克，川牛膝 6 克。7 剂，水煎服，每日 1 剂，分早晚饭后温服。药渣煮水泡浴足踝，并用毛巾蘸取药液外敷腰背部伤痛处。而后用外敷方：栀子、骨碎补、大血藤、薄荷、侧柏炭、黄柏、冰片、白芷，共为细末，酒调外敷创伤处。叮嘱注意不要负重，不要久坐，不可弯腰负重，注意饮食忌口，注意保暖。针灸治疗按疗程治疗 4 次。

复诊（1995 年 10 月 12 日）：患者经针灸 4 次，服药 5 日诸症明显好转，可以拄持手杖自行稍稍行走，然上下床铺时腰部疼痛仍然比较显著，需要搀扶一会儿才能站立而后稍微活动，踝部无明显疼痛，仍见瘀肿未完全消失。

处方：土鳖虫 10 克，熟大黄 10 克，穿山甲 12 克，鸡血藤 12 克，骨碎补 12 克，云三七 12 克，徐长卿 12 克，积雪草 12 克，川续断 12 克，香白芷 12 克，延胡索 12 克，赤芍药 12 克，炙甘草 6 克，生黄芪 10 克，仙鹤草 10 克，刘寄奴 10 克，炒杜仲 10 克，炒枳壳 10 克，当归尾 10 克，川牛膝 10 克。7 剂，水煎服，每日 1 剂，分早晚 2 次饭后温服。药渣依然煎水浴足、外敷腰痛处。

三诊（1995 年 10 月 20 日）：患者经中药两周诸症明显好转，踝部伤痛几乎如常，腰部疼痛亦见明显缓解，患者可以自行上下床，可以持手杖独自行走，腰部仍感无力感，起床后需要自己按揉右侧胁肋部以缓解局部胀痛，继续予以中药治疗。

处方：土鳖虫 12 克，熟大黄 10 克，穿山甲 12 克，鸡血藤 12 克，骨碎补 12 克，云三七 12 克，徐长卿 12 克，积雪草 12 克，川续断 12 克，香白芷 12 克，延胡索 12 克，大赤芍 12 克，炙甘草 6 克，生黄芪 10 克，仙鹤草 10 克，炒白芍 10 克，鹿角片 10 克，炒枳壳 6 克，当归尾 6 克，川牛膝 6 克。7 剂，水煎服，每日 1

剂,早晚温服。药渣煮水外用。叮嘱继续注意生活保养,适当进行腰部锻炼。

四诊(1995 年 10 月 28 日):患者经针灸推拿及中药治疗已经能丢掉手杖灵活走动,能顺利上下床铺,不再觉得胁肋部胀痛、无力,久站、久坐后腰部少许酸痛,踝部瘀血消失,疼痛消失,解溪穴处筋肉稍微有些牵扯感。继续巩固治疗,不再针对踝扭伤治疗,而专注于腰椎治疗,针刺选穴用:夹脊穴、章门穴,针灸后施以理筋手法。药用前方,药渣外治。

3 月后随访,患者腰部活动功能正常,局部疼痛消失。

按语:单纯腰椎压缩骨折是骨伤科常见病,多发病,中医非手术治疗效果良好。元代的《回回药方》云:"令病人仰卧,以一硬枕放脊梁下。"单纯性腰椎压缩性骨折早期复位对临床治疗效果及远期疗效非常重要。对青壮年及疼痛耐受性好的患者也可予以早期佩戴外固定治具固定,能够较好地维持复位。对于年迈体衰的患者及疼痛耐受差的患者多是应用垫枕牵引复位法。配合床上腰背肌锻炼。单纯的胸腰椎压缩性骨折引起腹胀、腹痛、便秘,局部畸形,腰背部活动受限,剧烈疼痛等,此病多由外伤性暴力所致,骨折局部组织损伤,伤在督脉,督脉受损,阳气受阻,瘀滞于伤处,而离经之血又进一步加重了气滞,此外淤血停滞形成腹膜后血肿,刺激腹膜,肠蠕动减弱引起腹痛便秘等阳明腑证。伤后依据骨折三期辩证的原则,早期应用小承气汤加减,祛瘀、理气止痛,中期口服骨伤复原丸。中医手法复位外固定支架固定配合口服中药治疗单纯腰椎压缩性骨折均取得良好的临床效果,尤其是中远期并发症少。

(赵邦维)

第六节　下肢常见损伤特点及治疗

下肢损伤分为下肢骨折及下肢筋伤两大类。是指人体受到外界各种创伤因素作用引起的皮肉、筋骨、脏腑等组织结构的破坏,及其所带来的局部和全身的反应。

郭焕章老先生认为在临床上应筋骨并重,在治疗下肢骨折、脱位时都应考虑伤筋这个因素。损骨能伤筋，伤筋亦能损骨，筋骨的损伤必然累及气血伤于内，脉络受损，血瘀气滞，为肿为痛。所以治疗下肢伤筋损骨时，必须行气消瘀以纠正气滞血瘀的病理变化。下肢伤筋损骨往往患者不能负重，需卧床静养，尤其老年患者伤病日久还可累及肝肾精气，肝肾精气充足，方可促使肢体接骨续筋。因此，伤后尤须注意调补肝肾，充分发挥精生骨髓的作用，能促进筋骨修复。

股骨颈骨折

一、解剖学

股骨颈位于股骨头与粗隆间线之间。股骨颈和股骨干之间形成一个角度颈干角，正常值在110°～140°，颈干角随年龄的增加而减小，儿童平均为151°，而成人男性为132°，女性为127°。颈干角大于正常为髋外翻，小于正常值为髋内翻。股骨颈的中轴线与股骨两髁中点间的连线形成一个角度，叫前倾角，正常在12°～15°。在治疗股骨颈骨折时，必须注意保持正常的颈干角和前倾角，特别是颈干角，否则会遗留髋关节畸形，影响髋关节的功能。股骨头、颈部的血运主要来自三个途径：① 关节囊的小动脉来源于旋股内动脉、旋股外动脉、臀下动脉和闭孔动脉的吻合部到关节囊附着部，分为骺外动脉，上干骺端动脉进入股骨颈，供应股骨颈和大部分股骨头的血运。② 股骨干滋养动脉仅达股骨颈基底外骺动脉部，小部分与关节囊的小动脉有吻合支。③ 圆韧带的小动脉较细，仅供应股骨凹窝部分的血运，与关节囊小动脉之间有吻合支。此三条血管均比较细小且股骨头的血液供应主要依靠关节囊和圆韧带的血管。由于股骨头颈的血运较差，因此，在临床治疗中存在骨折不愈合和股骨头缺血坏死两个主要问题。

二、病因病机

股骨颈骨折常发生于老年人，女略多于男。随着人们寿命的延长，发病率日渐增高。由于股骨颈部细小，处于疏松骨质和致密骨质交界处，负重量大，又因老年人肝肾不足，筋骨衰弱，骨质疏松，即使受轻微的直接外力或间接外力，如平地滑倒，髋关节旋转内收，臀部着地，便可引起骨折。青壮年、儿童发生股骨颈骨折较少见,若发生本骨折,必因遭受强大暴力所致,如车祸、高地跌下等。此种股骨颈骨折患者,常合并有其他骨折,甚至内脏损伤。股骨颈骨折按X线片的表现可分为外展型和内收型两种。外展型骨折常在髋关节外展时发生,多为头下骨折,骨折端常互相嵌插,骨折线与股骨干纵轴的垂直线(水平线)所成的倾斜角(林顿角),往往小于30°,骨折局部剪力小,较稳定,血运破坏较少,故愈合率高。内收型骨折常在髋关节内收时发生,多为中央部骨折,亦可发生在头下部或基底部:折线与股骨干纵轴的垂直线所形成的倾斜角,往往在45°左右,颈干角小于正常值,如角度大于70°时,两骨折端往往接触很少,且有移位现象,骨折处剪力大,极不稳定,血运破坏较大,骨折愈合率低,股骨头缺血坏死率高。临床上内收型骨折较多见,外展型骨折比较少见。

三、临床表现

老年人跌倒后诉髋部疼痛,不敢站立和行走,应首先考虑到有股骨颈骨折的可能。有移位的骨折伤肢外旋,缩短,髋、膝关节轻度屈曲。囊内骨折足外旋45°~60°,囊外骨折则外旋角度较大,常达90°,并可扪及股骨大粗隆上移。伤后髋部除有疼痛外,腹股沟附近有压痛,在患肢足跟部或大粗隆部有叩击痛。局部可有轻度肿胀,但囊内骨折由于有关节囊包裹,局部血液供应较差,其外为厚层肌肉,故肿胀瘀斑常不明显。患髋功能障碍,不能站立行走,但有部分嵌入骨折仍可短时站立或跛行。对这些病人要特别注意,不要因遗漏诊断而使无移位的稳定骨折变为有移位的不稳定骨折。

四、分型

临床上根据骨折线的方向和位置,可分为五型:股骨头下骨折、经股骨颈骨折、股骨颈基底骨折、内收骨折、外展骨折。

(1)股骨头下骨折:即骨折线在股骨头下,发生股骨头缺血坏死的概率较大。

(2)经股骨颈骨折:即骨折线位于股骨颈中部,易发生股骨头缺血坏死、骨折不愈合等。

(3)股骨颈基底骨折:即骨折线位于股骨颈和大、小转子间连线,此种骨折容易愈合。

（4）内收骨折：此种骨折接触面较少，易发生再次移位。

（5）外展骨折：即远端骨折线与两侧髂嵴连线夹角＜30°，不容易再移位。

五、治疗

应按照骨折的时间、类型和患者的全身情况等决定治疗方案。新鲜无移位或嵌插骨折不需复位，但患肢应制动；移位骨折应尽早给予复位和固定；陈旧性股骨颈骨折可采用髋关节重建术或改变下肢负重力线的切骨术。

1. 手法复位

（1）屈髋屈膝法：患者仰卧位，助手固定骨盆，术者一手握住患肢的踝关节，一手握住膝关节，保持髋膝关节屈曲位，作对抗牵引矫正患肢的缩短畸形。随后将股骨内旋，外展，再伸直患肢，使其与上骨折端吻合。术者再用手掌托住患肢足跟，如不再外旋和缩短者，则骨折已经复位，这时助手可向内上方用手掌叩击粗隆部，使两骨折端互相嵌入。

（2）骨牵引复位法：为了减少对软组织的损伤，保护股骨头的血运，目前多采用骨牵引逐步复位法。若经骨牵引 1 周左右仍未完全复位，则可采用上述手法整复剩余的轻度移位。

2. 固定方法

无移位或嵌插型骨折，可让患者卧床休息，将患肢置于外展，膝关节轻度屈曲，足中立位。为防止患肢外旋，可在患足穿一带有横木板的丁字鞋。亦可用轻重量的皮肤牵引固定 6～8 周。在固定期间应嘱咐患者做到三不：即不盘腿，不侧卧，不下地负重。有移位的新鲜股骨颈骨折，可采用股骨髁上骨牵引，如无特殊禁忌证，目前仍以多根钢针或加压空心钉内固定的治疗效果较好。

3. 练功疗法

在固定期间，应加强全身的功能锻炼，应注意长期卧床的并发症，加强护理，防止发生褥疮；并经常按胸，叩背，鼓励患者人咳嗽排痰，以防发生坠积性肺炎。同时应积极进行患肢股四头肌的收缩活动，以及踝关节和足趾关节的屈伸功能锻炼，以防止肌肉萎缩，关节僵硬及骨质脱钙现象。解除固定和牵引后,逐渐加强患肢髋、膝关节的屈伸活动,并可扶双拐不负重下床活动。以后每1～2个月拍X线片复查一次,至骨折坚固愈合,股骨头无缺血性坏死现象时,方可弃拐逐渐负重行走,一般约需半年。

4. 中药治疗

骨折的中药治疗按损伤三期辨证。

(1)初期:补肾健脾,活血散瘀。

处方:橘术四物汤加减(郭氏经验方)。橘红15克,白术15克,生地9克,赤芍9克,当归尾9克,川芎9克,蒲黄6克,川牛膝12克,木瓜9克,制乳香9克,制没药9克。水煎服,每日1剂,分2次早晚饭后温服。

适应证:髋膝关节跌扑闪挫、损伤初期,肿胀疼痛等。

方解:肾主骨主腰膝,脾主肌肉主四肢。脾肾素弱,偶有跌扑,营卫筋骨乃伤,法宜补肾健脾以强里气,活血散瘀以散有形之邪。方以生地、当归、牛膝益肾强筋骨;橘红、白术、木瓜理气健脾通络;乳香、没药、蒲黄活血散瘀止痛。合有益肾健脾活血止痛之效。若有大便秘结、腹胀满等症,可酌加枳实、大黄等通腑泄热。

(2)中期:活血通络止痛,祛瘀生新。

处方:和营止痛汤(《伤科补要》)。当归尾9克,赤芍9克,川芎9克,苏木9克,陈皮9克,制乳香6克,制没药6克,桃仁9克,川断9克,台乌药9克,木通6克,甘草6克。水煎服,每日1剂,分2次早晚饭后温服。

方解:《黄帝内经灵枢·邪客》曰:"营气者,泌其津液,注之于脉,化以为血,以荣四末,内注五脏六腑。"是说明营气内养五脏六腑,外泽筋骨皮毛,筋伤骨离则营气不和,气血凝滞,阻塞经络,而为疼痛。本方即为营气伤而设,故名和营,以归尾、川芎、赤芍、苏木、桃仁、乳香、没药养血和营止痛,川断益肾,陈皮健脾,乌药温通行气,甘草补正和中,木通治遍身拘痛,取其通经行血之力。

(3)后期:补益肝肾,强壮筋骨。

处方:生血补髓汤(《伤科补要》)。生地9克,白芍9克,川芎9克,黄芪15克,牛膝9克,杜仲9克,红花9克,五加皮9克,当归9克,川断9克,姜三片为引。水煎服,每日1剂,分2次早晚饭后温服。

加减:气虚加党参15克,胃纳差加白术、枳壳各9克,有寒者加肉桂

3克。

方解：大凡损伤后期，肝肾亏损，宜补之。本方以四物补血，杜仲、加皮、川断、牛膝益肾养髓；黄芪升举元阳，使血充骨健，损伤乃愈。股骨颈骨折多属老年患者，因此早期要注意并发症的治疗，若局部肿痛不甚，可提早使用补肝肾、壮筋骨的药物。

5. 其他疗法

股骨颈骨折不愈合或发生股骨头缺血性坏死者，可根据患者年龄、健康情况，结合局部的不同病理变化，选用粗隆间移位截骨术或人工关节置换术。

六、调护

股骨颈骨折若未及时诊治或休息，日后可遗留骨折不愈合、畸形愈合、髋关节负重功能障碍等严重并发症，一旦发生将严重影响老年患者预期寿命。早期诊断、早期治疗一般愈后良好。

七、验案举隅

周某，女，83岁。

主诉：右髋部外伤疼痛、活动受限1日。

初诊、(2011年9月22日)：患者于1日前不慎摔伤，右髋部受伤，即感伤处疼痛、活动受限，患肢不能负重，立即来诊。既往体健，余无特殊。

查体：常规查体无明显异常。舌红，苔白，脉弦紧。专科情况：右髋部屈伸活动明显受限，腹股沟压痛（＋）患肢外旋短缩畸形，负重困难。辅助检查：X线片提示右股骨颈基底部骨折，断端嵌插轻度移位。

诊断：骨折病（气滞血瘀证）；西医诊断：右股骨颈骨折。

治法：活血化瘀、通络止痛。手法复位，患肢持续皮牵引。

处方：橘术四物汤加减加减，7剂，水煎服，每日1剂。

后出院静养，1个月来院复诊，方用生血补髓汤加减，7剂，补益肝肾，强壮筋骨。3个月后复查骨折痊愈。

按语：股骨颈骨折血供差，愈合缓慢，一是下床活动时要保持肢体的外展体位，以防内收肌牵拉而引起髋内翻畸形；二是骨折未坚强愈合前不能离拐，不能负重，更不能盘腿坐，以防再错位而影响骨折愈合；三是骨折愈合后，还要坚持每 3 个月拍 X 线片复查 1 次，以便有缺血坏死征象时，能及时发现并采取措施处理。

股骨干骨折

一、解剖学

股骨是人体中最长的管状骨，股骨干是指股骨小转子下和股骨髁上的部分。股骨干有一个轻度向外的弧形，骨干表面光滑，后面有一条隆起的粗线，称为骨嵴，是股骨肌肉附着处。骨干的皮质厚而致密，骨髓腔略呈圆形，上、中 1/3 的内径股大体均匀一致，下 1/3 的内径较膨大。股骨干周围由三群肌肉包围，其中以股神经支配的前侧伸肌群（股四头肌）为最大，由坐骨神经支配的后侧屈肌群（腘绳肌）次之，由闭孔神经支配内收肌群最小。坐骨神经和股动脉、股静脉，在股骨下 1/3 处紧贴着股骨下行至腘窝部，若此处发生骨折，最易损伤血管和神经。

二、病因病机

股骨干骨折多见于儿童及青壮年，男多于女，以股骨干中部骨折居多，可为横断、斜形、螺旋、粉碎及青枝型。多由直接暴力所造成，间接暴力所产生的杠杆作用、扭转作用亦能引起骨折。直接暴力引起者多为横断或粉碎骨折；间接暴力引起者多为斜形或螺旋骨折，此骨折均属不稳定性骨折。青枝型骨折仅见于小儿。股骨干骨折多由强大暴力所造成，骨折后断端移位明显，软组织损伤常较重。骨折移位的方向，除受外力和肢体重心的影响外，主要是受肌肉牵拉所致。

三、临床表现

有明显外伤史，伤后局部肿胀、疼痛、压痛、功能丧失，出现缩短、成角或旋转畸形。有异常活动，可扪及骨擦感。严重移位的股骨下 1/3 骨折，在腘窝部有巨大的血肿，小腿感觉和运动障碍，足背、胫后动脉搏动减弱或消失，末梢血循环障碍，应考虑有血管、神经的损伤。损伤严重者，由于剧痛和出血早期可合并外伤性休克，严重挤压伤、粉碎性骨折或多发骨折，还可并发脂肪栓塞,X线检查可显示骨折的部位、类型及移位情况。

四、分型

临床上根据骨折线的方向和位置,可分为以下三型。

(1)股骨干上 1/3 骨折:骨折近端因受髂腰肌、臀中肌、臀小肌,以及其他外旋肌群的牵拉,有屈曲、外展、外旋移位;骨折远端由于受内收肌群的牵拉向上、向后、向内移位。

(2)股骨干中 1/3 骨折:两骨折段除有重叠畸形外,移位方向依暴力而定,但多数骨折近端呈外展屈曲倾向,远端因内收肌的作用,其远端向内上方移位。无重叠畸形的骨折,因受内收肌的收缩的影响有向外成角的倾向。

(3)股骨干下 1/3 骨折:因膝后方关节囊及腓肠肌的牵拉,骨折远端往往向后移位。严重者骨折端有损伤腘动、静脉及坐骨神经的危险。

五、治疗

处理股骨干骨折,应注意患者全身情况,积极防治外伤性休克,重视对骨折的急救处理,现场严禁脱鞋、脱裤或作不必要的检查,应用简单而有效的方法给予临时固定,急速送往医院。绝大多数股骨干骨折的治疗采用非手术疗法,多能获得良好的效果。但因大腿的解剖特点是肌肉丰厚,拉力较强,骨折移位的倾向力增大,在采用手法复位,夹板固定的同时需配合短期的持续牵引治疗。目前常用的治疗方法如下。

1. 手法复位

患者取仰卧位,一助手固定骨盆,另一助手用双手握小腿上段,顺势拔伸,并徐徐将伤肢屈髋屈膝各 90°,沿股骨纵轴方向用力牵引,矫正重叠移位后,再按骨折的不同部位分别采用下列手法。

(1)股骨上 1/3 骨折:将伤肢外展,并略加外旋,然后术者一手握近端向后挤按,另一手握住远端由后向前端提。

(2)股骨中 1/3 骨折:将伤肢外展,术者以手自断端的外侧向内挤按,然后以双手在断端前、后、内、外夹挤。

(3)股骨下 1/3 骨折:在维持牵引下,膝关节徐徐屈曲,并以紧挤在腘窝内的双手作支点将骨折远端向近端推迫。

第三章 郭焕章高原骨伤疾病内治特点

2. 固定方法

骨折复位后,在维持牵引下,根据上、中、下不同部位放置压垫,防止骨折的成角和再移位。股骨干上 1/3 段骨折,应将压垫放在近端的前方和外方,股骨干中 1/3 骨折,把压垫放在骨折线的外方和前方,股骨干下 1/3 骨折,把压垫放在骨折近端的前方,再按照大腿的长度放置夹板四块,后侧夹板上应放置一较长的塔形垫,以保持股骨正常的生理弧度,然后用四条布带捆扎固定。

3. 牵引方法

由于大腿部肌肉丰厚、肌力强大,加之下肢杠杆力强,对骨折施行手法复位夹板固定术后,仍有可能使已复位的骨折端发生成角甚至侧方移位。因此,还应按照患者年龄、性别、肌力的强弱,分别采用持续皮肤牵引或骨牵引,才能维持复位后的良好位置。皮肤牵引适用于儿童和年老、体弱的成年人;骨骼牵引适用于下肢肌肉比较发达的青壮年或较大年龄的儿童。儿童牵引重量约 1/6 体重,时间 3～4 周;成人牵引重量约 1/7 体重,时间 8～10 周。1周后床边 X 线片复查骨位良好,即可将牵引的重量逐渐减轻至维持重量,一般成人为 5 千克左右,儿童为 3 千克左右。在维持牵引的过程中,应注意调整牵引的重量和方向,检查牵引装置,保持牵引效能,防止过度牵引,以达到维持骨折良好的对位对线的目的。股骨干骨折常用的持续牵引方法有以下几种。

(1) 垂直悬吊皮肤牵引:适用 3 岁以内的儿童。此法是把患肢和健肢同时用皮肤牵引向上悬吊,用重量悬起,以臀部离开床面一拳之距为宜,依靠体重作对抗牵引。如果臀部接触床面,说明牵引重量不够,要重新调整重量,使臀部离开床面。牵引期间要注意双下肢血液循环情况。此法患儿能很快地适应,对治疗和护理都比较方便。一般牵引 3～4 周后,骨折均可获得良好的愈合。

(2) 皮肤牵引:适用于小儿或年老体弱的人。用胶布贴于患肢内、外两侧,再用螺旋绷带裹住,将患肢放置在牵引架(托马架)上。4～8 岁的患儿牵引重量为 2～3 千克,时间 3～4 周;成人为 1/12～1/7 体重,一般以不超过 5千克为宜,时间为 8～10 周。用皮肤牵引时,应经常检查,以防胶布滑落而失去牵引作用。

(3) 骨骼牵引:较大儿童及成人采用骨骼牵引,并将患肢放在布朗架上。

按部位不同,可采用股骨髁上牵引,股骨髁上牵引或胫骨结节牵引。

1）股骨髁上牵引:适用于中 1/3 骨折或远折端向后移位的下 1/3 骨折。中 1/3 骨折应置患肢于外展中立位,下 1/3 骨折应置患肢于屈髋屈膝中立位。

2）胫骨结节牵引:适用于上 1/3 骨折和骨折端向前移位的下 1/3 骨折,患肢置屈髋外展位。较大的儿童或少年不宜在胫骨结节部穿针,应向下 2～3 cm 处穿针。

4. 练功疗法

骨折整复固定后,就应开始进行练功活动,可作踝关节屈伸运动及股四头肌的收缩锻炼。2～3 周骨折稳定后,即可直坐床上,用健足蹬床。以两手扶床练习抬臀,使身体离开床面,以达到使髋、膝关节开始活动的目的;从第 5 周开始,两手提吊杆,健足踩在床上支撑,收腹、抬臀,臀部完全离床,加大髋、膝关节的活动范围。7 周后,经 X 线片检查,骨折对线好、对位稳定者,即可解除牵引,并继续作髋、膝、踝关节的功能锻炼。解除牵引 1 周后,可在夹板固定下扶双拐下地作患肢不负重的步行锻炼,待 X 线片检查骨折愈合后,方可解除夹板固定,弃拐行走。

5. 中药治疗

可按骨折治疗的三期辨证用药。

（1）初期:养血滋阴,安神宁心。

处方:亡血二地汤加减（郭氏家传方）。生地 15 克,熟地 15 克,当归 15 克,茯苓 12 克,远志 9 克,炒枣仁 12 克,元眼肉 9 克。水煎服,每日 1 剂,分 2 次早晚饭后温服。

适应证:骨折跌打损伤,亡血伤液,心烦狂妄,自汗盗汗。

方解:郭焕章老先生认为,股骨干骨折创伤大,骨折断端失血量多,损伤后伤液亡血,患者可出现失血性休克等危症。中药治宜养血滋阴、安神宁心。本方所治为骨折损伤后伤液亡血,气无所凭,心神浮动诸症,以当归、生地、熟地养血滋阴,茯苓、远志、枣仁、元肉安神宁心。

（2）中期:活血通络止痛,祛瘀生新。

处方:和营止痛汤（《伤科补要》）。当归尾 9 克,赤芍 9 克,川芎 9 克,苏木 9 克,陈皮 9 克,制乳香 6 克,制没药 6 克,桃仁 9 克,川断 9 克,台乌药 9 克,木通 6 克,甘草 6 克。水煎服,每日 1 剂,分 2 次早晚饭后温服。

方解：本方以归尾、川芎、赤芍、苏木、桃仁、乳香、没药养血和营止痛，川断益肾，陈皮健脾，乌药温通行气，甘草补正和中，木通治遍身拘痛，取其通经行血之力。

（3）后期：补益肝肾，强壮筋骨。

处方：生血补髓汤（《伤科补要》）。生地9克，白芍9克，川芎9克，黄芪15克，牛膝9克，杜仲9克，红花9克，五加皮9克，当归9克，川断9克，姜3片为引。水煎服，每日1剂，分2次早晚饭后温服。

加减：气虚加党参15克，胃纳差加白术、枳壳各9克，有寒者加肉桂1.5克。

方解：大凡损伤后期，肝肾亏损，宜补之。本方以四物补血，杜仲、加皮、川断、牛膝益肾养髓，黄芪升举元阳，使血充骨健，损伤乃愈。早期要注意并发症的治疗，若局部肿痛不甚，可提早使用补肝肾、壮筋骨的药物。

6. 其他疗法

股骨干骨折经过非手术治疗，一般都能获得满意的效果。但有以下情况者，可考虑手术，切开复位内固定。① 严重开放性骨折，就诊早者。② 合并有神经血管损伤，需手术探查及修复者。③ 多发性损伤，为了减少治疗中的矛盾者。④ 骨折断端间嵌夹有软组织者。

常用的手术方法有钢板固定和髓内钉固定两大类，上、中1/3骨折，多采用髓内针，下1/3骨折多采用钢板。接骨板放置的位置应在骨折的张力侧，股骨在外侧。近来对股骨横形骨折多采用加压钢板内固定，必须严格按照原则，准确地掌握其操作步骤，才能取得好的效果。髓内钉固定的效果较好，但容易破坏髓内的血液循环，影响骨折的愈合，由于术中透视的普及，闭合穿针术得到广泛推广。凡进行内固定者，应视具体情况，必要时可考虑使用适当的外固定，以达到固定确实可靠的原则。手术治疗存在着可能发生感染，骨痂生长缓慢，股四头肌粘连，骨折愈合时间偏长的缺点，所以必须严格掌握手术指征，熟练操作技术，方能采用手术切开复位和内固定。

六、调护

对股骨干部的骨折创伤要及时、正确地处理，要求对位良好。对移位不明显、断端无重叠、粉碎的骨折可早期手法复位夹板外固定。骨折复位固定后，应注意观察患肢血液循环情况，卧床休息时抬高患肢，以利肿胀消退，经常检查夹板固定的松紧度，注意压垫是否移动，且应防止压疮。经保守治疗无效者，应尽快决定手术治疗。术后早期功能锻炼以预防关节僵硬及下肢深静脉血栓形成。要定期X线复查，了解骨折对位及愈合情况。

七、验案举隅

王某，男，72岁。

主诉：右大腿外伤疼痛、活动受限6小时。

初诊（2008年2月23日）：患者6小时前因跌倒时右大腿着地，感右大腿疼痛，活动受限。来我院就诊。既往体健，余无特殊。

查体：常规查体无明显异常。舌红，苔白，脉弦细。专科情况：右大腿肿胀明显、大腿中段可扪及明显骨擦感及异常活动，患肢短缩，负重困难。辅助检查：X线片提示右股骨干骨折，断端重叠移位。

诊断：骨折病（气滞血瘀证）；西医诊断：右股骨干骨折。

治法：养血滋阴、安神宁心。手法复位，患肢行股骨髁上骨牵引。

处方：亡血二地汤加减，7剂，水煎服，每日1剂。

入院3日后行骨折闭合复位髓内钉内固定手术治疗。术后10日出院静养。1个月来院复诊，方用和营止痛汤，7剂，活血通络止痛、祛瘀生新。3个月后复查骨折临床愈合。

按语：股骨为下肢负重的支柱，周围有强大的肌群，无特殊保护措施一般不宜过早下床活动，以免发生继发性成角移位。因股骨干骨折卧床时间较长，下床活动前应作好适应性准备，即在家属照顾下先练习床面坐起和两下肢垂地的床边坐起。若出现头晕即躺卧床面，休息后再坐起直至正常，然后才可扶拐或被人扶持站立。若出现眩晕、心慌、汗出，应卧床休息后再站立，以防因卧床日久而改变体位后引起体位性晕厥而跌倒再损伤，当身体适应后才可扶拐练习活动。

================ **股骨髁部骨折** ================

一、解剖学

股骨下端形成两个均向后方突出的膨大部，分别叫内髁和外髁，两髁之间构成髁间窝。两髁的前后面及下面均为关节面,其前面的关节面相连成一片为髌面,与髌骨构成髌股关节。下面与胫骨平面构成关节。两髁的侧面上,各有一突起,分别称为内上髁和外上髁。作为肌肉的起止点。股骨髁部骨折属于关节内骨折,是膝部较严重的损伤。根据其骨折的部位,可分为单髁骨折和双髁骨折,双髁骨折又称髁间骨折,临床上以双髁骨折较多见,好发于青壮年男性,女性和老年人少见。

二、病因病机

股骨髁部骨折可由直接暴力或间接暴力所致。股骨双髁骨折多因从高处坠下,足部触地,先发生股骨髁上骨折,如暴力继续传达,骨折近端的下段嵌插于股骨二髁之间,将股骨髁劈开分为内外两块,成为"T"或"Y"型骨折,两髁分别向内外侧分离移位。单髁骨折主要因直接外力撞击大腿下端外侧,故多发生于股骨外髁,且向外侧方移位。股骨髁部骨折因有骨折片进入关节,关节腔内多有大量积血,严重者可伴有膝关节脱位或侧副韧带损伤。

三、临床表现

伤后膝关节疼痛,肿胀,皮下瘀斑,膝关节呈半屈曲位,功能丧失。膝上前方稍有凹陷,腘窝部明显隆起高凸畸形,两髁距离增宽,骨折处有明显压痛,并可触及骨擦音。注意检查腘窝有否血肿,足背、胫前动脉的搏动以及小腿和足背的皮肤感觉、温度,以便确定是否伴有血管、神经损伤。X线检查可显示髁部骨折移位情况,在单髁骨折,多向后移位;双髁骨折,内外髁向两侧分离,股骨干如一楔子插入两髁之间。

四、分型

临床上根据骨折线的方向和位置,可分为以下三型。

(1)单髁骨折:指内髁或外髁仅一侧骨折者,其又可分为无移位型和移位型;

(2)双髁骨折:指内外髁同时骨折,骨折线形状似"V"形或"Y"形,一般多伴有程度不同的位移;

(3)粉碎性骨折:一般除股骨髁间骨折外,多伴有髁上或邻近部位骨折,骨折端移位多较明显。

股骨髁部骨折为关节内骨折,治疗应保证达到良好的对位,以使关节面光滑完整,才能有效地恢复关节的功能和防止发生创伤性关节炎。

五、治疗

1. 骨牵引手法复位

适用于骨折移位不多,关节面较平整,仅内外髁分离,以及粉碎性骨折。患者仰卧,膝关节屈曲 45°左右,在无菌条件下,先抽出关节内积血。对内外二髁分离者,采用股骨髁钳牵引,无明显移位或粉碎性骨折者,可用胫骨结节牵引。在牵引下用双手的手掌压迫股骨内外二髁,使内外二髁骨折块复位。若为单侧髁骨折仍向后外移位时,可用拇指向前内侧推挤,以达到对位满意为止。

2. 固定方法

在施行骨牵引手法整复后,在大腿下段用四夹板超关节固定,将小腿置于布朗架上,保持膝关节屈曲135°中立位,牵引6～8周。

3. 练功疗法

在固定期间应加强股四头肌的练习和踝关节的伸屈锻炼,通过肌肉的收缩和夹板的压力作用,还可使未完全复位的骨折块逐渐复位。解除牵引后,在不负重的情况下开始练习关节的屈伸活动。经 X 线片骨折已完全愈合,方可负重行走。

4. 中药治疗

按骨折治疗的三期辨证用药。

(1)初期:凉血破血止血,活血祛瘀消肿。

处方:散瘀活血汤加减(郭氏家传方)。当归 15 克,赤芍 15 克,红花 10 克,桃仁 10 克,丹皮 10 克,茜草 6 克,大蓟 6 克,小蓟 6 克。水煎服,每日 1 剂,分 2 次早晚饭后温服。

适应证:跌扑损伤初期,局部瘀肿痛甚,骨折未经整复而肿痛不消有碍整复者。

方解:《黄帝内经素问·阴阳应象大论》云:"气伤痛,形伤肿。"损伤初期气血两伤,故局部红肿热痛,更有甚者血脉受伤,离经之血壅滞不去,又易变生他证,故初期治法以破为主,即"留者攻之,结者散之"之意。方用归、芍、桃、红活血,丹皮、大蓟、小蓟凉血破血止血。

郭焕章老先生认为,胫骨髁部骨折早期瘀肿明显,应重用活血祛瘀消肿的药物,并适当地加渗湿药,如薏苡仁、车前子、泽泻等以利水消肿。

(2)中期:舒筋活络。

处方:选用舒筋活血汤。

(3)后期:强筋壮骨。

处方:可服健步虎潜丸,外用下肢损伤洗方熏洗膝关节。

5.其他疗法

(1)切开复位内固定法:适用于严重的开放性骨折,骨折块有明显移位,手法整复不能达到满意复位者,可采用接骨板固定髁上骨折,用长螺丝钉固定内、外二髁。这种方法对关节内骨折,能够达到正确复位。坚强固定和早期关节的功能活动,是一种比较有效的措施。

(2)膝关节融合术:畸形愈合的股骨髁间骨折,合并严重创伤性关节炎的,可考虑行膝关节融合术。

六、调护

对股骨髁部的骨折要及时、正确地处理,要求对位良好、关节面恢复平整。对移位不明显、断端无粉碎的骨折可视具体情况早期手法复位夹板外固定。骨折复位固定后,应注意观察患肢血液循环情况,卧床休息时抬高患肢,以利肿胀消退,经常检查夹板固定的松紧度,注意压垫是否移动,预防压疮。对骨折粉碎、移位严重且耐受手术者,应尽快决定手术治疗。术后早期功能锻炼以预防膝关节僵硬及下肢深静脉血栓形成。并定期 X 线片复查,了解骨折愈合情况。

七、验案举隅

马某,男,32 岁。

主诉:左膝部外伤疼痛、活动受限 2 小时。

初诊(2006 年 4 月 27 日):患者 2 小时前因车祸致左膝部疼痛,活动受限,来我院就诊。既往体健,余无特殊。

查体：常规查体无明显异常。舌红，苔白，脉弦紧。专科情况：左大腿远端及膝关节肿胀明显、大腿远端可扪及明显骨擦感及异常活动，膝关节周围皮下瘀血，关节屈伸活动障碍。辅助检查：X线片提示左股骨髁间粉碎性骨折，断端移位。

诊断：骨折病（气滞血瘀证）；西医诊断：左股骨髁间粉碎性骨折。

治法：祛瘀散结、凉血止血。手法复位，患肢行胫骨结节骨牵引。

处方：散瘀活血汤加减，7剂，水煎服，每日1剂。

入院4日后行骨折切开复位钢板螺钉内固定手术治疗。术后8日出院静养。1个月来院复诊，方用舒筋活血汤，7剂，活血通络止痛、祛瘀生新。3个月后复查骨折临床愈合。

按语：股骨髁部骨折为关节内骨折，易并发创伤性关节炎，一则应力求满意复位，使关节面平整，减少并发症；二则不影响复位稳定的情况下，应注意尽早并循序渐进的膝关节活动，以降低并发症的发生率。

髌骨骨折

一、解剖学

髌骨是人体中最大的籽骨，呈三角形，底边在上而尖端在下，后面披有软骨，与股骨髌面接触，股四头肌肌腱连接髌骨上部，并跨过其前面移行为髌韧带止于胫骨结节。髌骨有保护膝关节、增强股四头肌力量的作用。髌骨骨折多见于成年人和老人，儿童极少见。

二、病因病机

髌骨骨折可由直接暴力或间接暴力所致，以间接暴力为多。直接暴力引起的，是由于髌骨直接受打击或跌倒时髌骨直接撞击地面所致，骨折多为粉碎性或星芒状骨折，骨折移位较少，股四头肌肌腱膜和关节囊一般保持完整，对伸膝功能影响较小。由间接暴力所致者，系患者跌倒时，膝关节骤然屈曲，由于股四头肌反射性强力收缩，髌骨受肌腱的强力牵拉，以股骨髁的前面为支点，导致髌骨横断骨折，两骨折端多有髌骨骨折分离移位情况，股四头肌肌腱膜及关节囊多有破裂，伸膝装置受到破坏，若治疗不正确，可影响伸膝功能。

三、临床表现

伤后膝关节前部肿胀突起,关节内有大量积血,髌前皮下瘀血青紫,甚至局部发生水疱,膝关节功能丧失,不能自主伸直抬举患肢。疼痛剧烈,压痛明显,若为横断骨折可扪及骨折裂缝。移位的骨折有时可触及骨擦音。膝关节侧、轴位 X 线片可明确骨折类型和移位情况。

四、分型

临床上根据骨折线的方向和位置,可分为以下六型。

(1)横断骨折:最多见,多是间接暴力所致,占所有骨折的 50％～80％,大约 80％的横断骨折位于骨中部或下 1/3。

(2)粉碎性骨折:多是由于直接暴力外伤导致的疾病发生,可能会导致患者移位或者是无移位,占 30％～35％。

(3)纵行骨折:多发生于髌骨外侧,主要是导致患者屈膝同时有外翻动作,髌骨被拉向外,并在股骨外髁关节上出现支点导致骨折发生。

(4)边缘骨折:直接暴力所致,其损伤机制是在股四头肌紧张的情况下,快速屈膝,髌骨的侧方运动遭到了股骨外髁的撞击。

(5)骨软骨骨折:多见于发生髌骨半脱位或脱位后,髌骨的内侧关节面或股骨外髁出现骨软骨损伤。

(6)下极骨折:可见于年轻运动员损伤,常与急性髌骨脱位同时出现,故应对这些患者同时评估髌骨骨折和髌骨不稳定的情况。

五、治疗

对髌骨骨折的治疗,要求能恢复伸膝装置的功能,并保持关节面的完整光滑,防止创伤性关节炎的发生。无移位的髌骨骨折,移位不大的纵裂骨折、星状骨折,可单纯采用抱膝器固定膝关节于伸直位;横断骨折若移位在 1 cm 以内者,可采用手法整复,抱膝器固定膝关节于伸直位,如移位较大的髌骨骨折,手法整复有困难者,可采用手术治疗。

1. 手法复位

患者平卧,先在无菌操作下抽吸关节腔及骨折断端间的血肿后,注入

1％利多卡因溶液 10～20 mL 作局部麻醉,术者以一手拇指及中指先捏挤远端向上推,并固定之,另一手拇指及中指捏挤近端上缘的内外两角,向下推挤,使骨折近端向远端对位。

2. 固定方法

用粗铅丝做一个较髌骨略大的圆圈,铅丝外缠以较厚的纱布绷带,并扎上四条布带,将整复后的骨折固定,屈膝 15°,外敷消肿药膏,再用抱膝器固定,同时用长 60 cm、宽 8～10 cm 的夹板置于膝后,腘窝部垫一小棉垫,抱膝器的四条布带捆扎在夹板,一般固定 3～4 周。

3. 练功疗法

在固定期间应逐步加强股四头肌的收缩运动,解除固定后,应逐步进行膝关节的屈伸锻炼。但在骨折未达到临床愈合之前,注意勿过度屈曲,避免骨折再次移位。

4. 中药治疗

按骨折治疗的三期辨证用药。

郭焕章老先生认为:髌骨骨折早期瘀肿较明显,应重用活血祛瘀消肿的药物,并适当地加渗湿药,如薏苡仁、车前子、泽泻等。中期应采用接骨续筋、通利关节的药物。后期应着重补肝肾壮筋骨的药物。

早期宜外敷祛瘀消肿的药膏(消定膏),解除固定后应用中药下肢通络洗方熏洗。

5. 其他疗法

(1)切开复位内固定法:髌骨横断骨折分离在 1 cm 以上者,如果手法复位失败,应作切开复位和内固定。需用钢丝张力带穿越两骨块拧紧固定,同时修复撕裂的髌旁腱膜及关节囊,术后早期功能锻炼。

(2)髌骨部分切除术:髌骨中段以下的骨折,其上端完整,下端粉碎,无法复位固定者,可将其下端粉碎部分切除,上骨块与髌韧带缝合,并修补髌旁腱膜及关节囊,术后以石膏托固定伤肢于伸膝位 4 周左右。

(3)髌骨全部切除术:严重粉碎性骨折,尤其是老年人,可行髌骨全部切除,股四头肌腱与髌韧带缝合,因缺损过多,不能直接缝合者,可以用股四头肌腱瓣翻转修补,术后石膏托固定伸膝位 3 周左右。

(4)髌骨爪固定:各种类型的髌骨爪,自骨折线上下将骨折块向中央钳紧固定。

六、调护

临床对髌骨骨折要及时、正确地处理,因为其为构成膝关节的重要结构,要求对位良好、恢复关节面平整。对移位不明显、断端无粉碎的骨折可视具体情况采取保守治疗,早期石膏托外固定。骨折复位固定后,应注意观察患肢血液循环情况,卧床休息时抬高患肢,以利肿胀消退。4周左右拆除石膏,使用支具行膝关节功能锻炼。可取得良好疗效。经骨折粉碎、移位严重且耐受手术者,应尽快决定手术治疗。术后早期功能锻炼以预防膝关节僵硬。并定期X线复查,了解骨折愈合情况。

七、验案举隅

谢某,男,46岁。

主诉:右膝部外伤疼痛、活动受限1日。

初诊(2007年3月16日):患者1日前因不慎跪倒致右膝部疼痛,活动受限,来我院就诊。既往体健,余无特殊。

查体:常规查体无明显异常。舌红,苔白,脉弦紧。专科情况:左大腿远端及膝关节肿胀明显、大腿远端可扪及明显骨擦感及异常活动,膝关节周围皮下瘀血,关节屈伸活动障碍。辅助检查:X线片提示右髌骨粉碎性骨折,断端移位。

诊断:骨折病(气滞血瘀证);西医诊断:右髌骨骨折。

治法:活血化瘀、消肿止痛。手法复位,患肢行石膏外固定。

处方:散瘀活血汤加减,7剂,水煎服,每日1剂。

入院3日后行骨折切开复位张力带内固定手术治疗。术后7日出院静养,1个月来院复诊,方用舒筋活血汤,7剂,活血通络止痛、祛瘀生新。3个月后复查骨折临床愈合。

按语:髌骨为全身最大籽骨,髌骨骨折为关节内骨折,处理不当易并发创伤性关节炎,一则应力求满意复位,使关节面平整,减少并发症;二则不影响复位稳定的情况下,应注意尽早并循序渐进的膝关节屈伸活动,以降低并发症的发生率。

胫骨髁骨折

胫骨髁骨折,又称胫骨平台骨折,好发于外髁,多发生于青壮年。

一、解剖学

胫骨上端膨大,可分为内髁和外髁,横切面呈三角形,合称为胫骨髁。胫骨髁的关节面较平坦,故又称为胫骨平台。胫骨内、外髁成浅凹,与股骨下端内、外髁相接,构成膝关节。关节的稳定性由内外侧半月板及内外侧韧带、交叉韧带、关节囊维持,腓骨上端不参与膝关节构成,供韧带肌肉附着。腓总神经由腓骨颈绕过,骨折时易伤及。

二、病因病机

胫骨髁骨折可由直接暴力或间接暴力所造成。根据暴力作用的方向,胫骨髁骨折可因外翻、内翻或垂直应力三种原因所致。由外翻应力所致的外髁骨折最为多见,系站立时,膝外侧受暴力打击,或自高处坠落足着地时,膝为外翻位或外力沿股骨外髁撞击胫骨外髁所致。由内翻应力所致的内髁骨折较少见,多系外力沿股骨内髁向下撞击内侧平台造成胫骨内髁骨折,致使骨折块向内下移位或塌陷。垂直压力系外力沿股骨向胫骨直线传导,则股骨两髁向下冲击胫骨平台,可引起胫骨内外髁同时骨折,可形成倒"Y"型。严重的胫骨髁骨折,常合并有膝韧带损伤,外翻骨折常有内侧副韧带损伤,内翻骨折常有外侧副韧带损伤,还可合并有半月板损伤,关节面多有不同程度的破坏。

三、临床表现

伤后膝关节肿胀、疼痛、压痛、功能活动障碍,因系关节内骨折,关节腔内均有积血,可有膝内翻,或外翻畸形。若侧副韧带断裂,则侧向试验阳性;若交叉韧带亦断裂时,则抽屉试验阳性。如有腓骨小头骨折者,应注意检查有无腓总神经损伤。膝关节正侧位片可显示骨折类型和移位情况。疑有侧副韧带损伤者,还应在被动内翻或外翻时拍摄双膝关节正位 X 线片,与健侧对比关节间隙的距离。

四、分型

临床上根据骨折线的方向和位置,可分为以下六型。

(1)外侧平台的单纯楔形骨折或者劈裂骨折。

(2)外侧平台的劈裂压缩骨折。

(3)外侧平台的单纯压缩骨折。

(4)内侧平台骨折,可以是劈裂的、也可以是压缩的。

(5)内侧和外侧的双髁骨折,双侧的平台塌陷等。

(6)胫骨干骺端的骨折,往往患者有严重的关节粉碎性压缩骨折、变形、畸形等。

五、治疗

治疗的目的是使下陷或劈裂的骨折片复位,恢复关节面的平整,纠正膝外翻或内翻畸形,并获得较满意的活动范围和负重能力,减少创伤性关节炎的发生。对无移位的骨折应在无菌下抽吸关节内积血积液,外敷消定膏,膝关节固定于伸直位4～5周。有移位的骨折,应力争达到解剖复位,并在有效的固定下,进行适当的功能锻炼。

1. 手法复位

患者仰卧位,一助手固定骨盆,另一助手握住患肢足踝部向下用力牵引。若外髁骨折,则令下一助手在维持牵引下将患肢内收,术者两手四指环抱膝关节内侧,两手拇指推按骨折片向上、向内复位。若内髁骨折,则令下一助手在维持牵引下将患肢外展,术者两手四指环抱膝关节外侧,两手拇指推按骨折片向上、向外复位。双髁骨折者,术者以两手掌合抱,用大鱼际部置于胫骨内、外髁,相对挤压,使骨折复位。

2. 固定方法

骨折复位后,在膝关节伸直位下,在内、外髁的前下方各放一固定垫,可用内、外、后三块夹板作超膝关节固定4～6周,但应注意勿压伤腓总神经。整复位骨折块仍有移位趋势者,可加跟骨牵引3～4周,以增强骨折复位后的稳定性。

3. 练功疗法

骨折早期应进行股四头肌功能锻炼及踝趾关节屈伸锻炼。8周左右,骨折已临床愈合,方可解除固定,逐步练习膝关节伸屈活动。患肢约需半年左右的时间,方可下地负重步行。

4. 中药治疗

可根据骨折三期辨证用药,后期可配合按摩和熏洗。

5. 其他疗法

对手法整复不成功,或因关节面破碎严重者,可选用下列方法。

(1) 撬拨复位法:在常规无菌操作下,用合适的细钢针作撬拨复位。

(2) 切开复位内固定:对关节面塌陷在 2 mm 以上者,可考虑手术切开复位,使塌陷的骨块撬起,分离的骨块对合,关节面平整,用螺丝钉或接骨板固定。合并有韧带损伤者,应同时修补。

六、调护

临床对胫骨髁骨折必须做到及时、正确地处理,因为其为构成膝关节的重要结构,要求对位良好、恢复关节面平整,以避免或减少日后发生严重创伤性关节炎的风险。对移位不明显、断端无粉碎、手法整复成功的骨折可视具体情况采取保守治疗,早期夹板外固定。骨折复位固定后,须注意观察患肢血液循环情况,抬高患肢,以利肿胀消退。多可取得良好疗效。骨折粉碎、塌陷、移位严重耐受手术者,应尽快决定手术治疗。术后早期功能锻炼以预防膝关节僵硬。并定期 X 线片复查,了解骨折愈合情况。

七、验案举隅

杨某,男,56 岁。

主诉: 右膝部外伤疼痛、活动受限 8 小时。

初诊(2008 年 7 月 2 日): 患者 8 小时前因外伤致右膝部疼痛,活动受限,来我院就诊。既往体健,余无特殊。

查体: 常规查体无明显异常。舌红,苔白,脉弦紧。专科情况:右膝关节肿胀剧烈,膝关节活动明显受限,被动活动可扪及骨擦感及异常活动。辅助检查:X 线片提示右胫骨内外髁粉碎性骨折,断端移位。

诊断：骨折病(气滞血瘀证)；西医诊断：右胫骨平台骨折。

治法：祛瘀散结、凉血止血。手法复位，患肢行跟骨骨牵引。

处方：散瘀活血汤加减，7剂，水煎服，每日1剂。

待软组织条件允许后于入院7日后行骨折切开复位钢板螺钉内固定手术治疗。术后1周出院静养，1个月来院复诊，方用舒筋活血汤，7剂，活血通络止痛、祛瘀生新。3个月后复查骨折临床愈合。

按语：该部骨折为关节内骨折，要力争满意复位，使关节面平复，以减少膝关节后遗症。要指导患者坚持不同时期的股四头肌锻炼，只有强大的股四头肌力量，才能保持稳定有力的膝关节功能。在不影响骨折稳定的情况下，应尽早开始膝关节的屈伸活动，既可防止关节粘连，又可使平台关节面得以在股骨髁滑车关节面的摩擦中愈合，使残留错位进一步平复，以防止和减轻创伤性关节炎的发生。

胫腓骨干骨折

胫腓骨干骨折发生率相当高，占各部位骨折之首，其特点为开放性骨折多，合并症多，在所有小腿骨折中，胫腓骨双骨折最常见，其次为胫骨干骨折，而单独腓骨干骨折则少见，且常为直接暴力打击所致。

一、解剖学

胫骨是接连股骨下部的支承体重的重要骨骼，也是附连小腿肌肉的重要骨骼。上、下胫腓关节及两骨之间的骨间膜将胫、腓骨接合成一个整体，增强下肢的持重力量。胫骨是三棱状的管状骨，上、中1/3的横断面呈三角形，下1/3四方形，中下1/3界处较细，故易发生骨折。其前内侧面仅有皮肤覆盖，故骨折端易穿破皮肤造成开放性骨折，或压迫皮肤引起坏死。胫骨干有轻度向外侧凸的生理弯曲，治疗骨折时，应注意恢复这一生理弧度。胫骨的营养血管由其后外方中上1/3段交界处进入，中下部无肌肉附着，血运不良，骨折后容易发生迟延愈合。腓骨头下方有腓总神经绕过，该处骨折或受挤压易发生腓总神经损伤。

二、病因病机

（1）直接暴力：由重物直接打击，车轮碾压，踢伤或挤压伤所造成。以横断、短斜面或粉碎性骨折多见。胫腓骨双骨折时，其骨折线多在同一平面，多为开放性骨折、软组织损伤常较重。

（2）间接暴力：由高处跌落、滑倒，或小腿发生强烈扭转所致的胫腓骨干骨折，多为长斜形或粉碎性骨折。两骨均骨折时，因两骨间的骨间膜对暴力的传导作用，腓骨的骨折线较胫骨的骨折线为高。骨端尖锐，很容易刺破皮肤，造成开放性骨折。因非直接暴力，一般软组织损伤较小，出血也较少。骨折的移位，主要取决于暴力作用的大小、方向、肌肉收缩和伤肢远端的重量等因素。可以出现重叠、成角或旋转畸形。因小腿外侧受伤的机会较多，因此可使骨折端向内成角。股四头肌和腘绳肌分别附着在胫骨上端的前侧和内侧，此两肌肉能使骨折近端向前、向内移位。小腿的肌肉主要附着在胫骨的后面和外侧，由于肢体内动力的不平衡，故肌肉的收缩可使两骨折端发生重叠移位，小腿的重力可使骨折端向后倾斜成角，足的重力可使骨折远端向外旋转。

三、临床表现

伤后局部疼痛、肿胀，患肢功能丧失，可有骨擦音和异常活动。有移位骨折，伤肢可出现缩短、成角及足外旋畸形。损伤严重者，在小腿前、外、后侧间隙区单独或同时出现极度肿胀，扪之硬实，肌肉紧张而无力，有压痛和被动牵拉痛，胫后或腓总神经分布区的皮肤感觉消失，即属骨筋膜间室综合征的表现。严重挤压伤、开放性骨折，应注意早期创伤性休克的可能，胫骨上 1/3 骨折，检查时，应注意腘动脉的损伤，腓骨上端骨折应注意腓总神经损伤。X 线正、侧位片检查可明确骨折类型、部位和移位方向。因胫、腓骨骨折可以不处在同一平面上，故 X 线片应包括胫腓骨全长。

四、治疗

胫腓骨干骨折的治疗原则主要是恢复小腿的长度和负重功能，治疗的重点应是以处理胫骨为主。对骨折端的重叠、成角和旋转移位，应予纠正。无移位的骨折只需用夹板固定,直至骨折愈合;有移位的稳定性骨折,可用手法复位,夹板固定;不稳定性骨折,可用手法复位,夹板固定,配合跟骨牵引。开放性骨折应彻底清创,尽快闭合伤口,将开放性骨折变为闭合性骨折。若张力太大,可在两侧作减张切口。合并骨筋膜间室综合征者,应切开深筋膜,彻底减压。陈旧性骨折畸形愈合或不愈合者,应切开复位内固定加植骨术。

1. 手法复位

(1)牵引:患者平卧,膝关节屈曲呈 150°左右,一助手用肘关节套住患膝腘窝部,另一助手握住足踝部,作相对拔伸牵引,先矫正重叠及成角畸形。

(2)矫正侧移位:若远端向后外侧移位,术者两手抱小腿远端向前端提,同时助手将近端向后挤压,矫正前后侧移位。如有左右侧移位,可同时推近断端向外,拉远端向内,一般即可复位。

(3)分骨挤按法:一般螺旋形、斜面形骨折,远端易向外侧移位,术者用两手拇指置于远侧端前外方,挤压胫腓骨间隙,将远端向内侧推挤,其余四指置于近端内侧,向外用力提拉,并嘱把持足部牵引的助手,将远端稍稍内旋,可使完全对位。

(4)纵压法:横断或锯齿状骨折复位后,术者两手握住骨折处,嘱牵引足部的助手沿着骨的纵轴进行挤压,使骨折断端紧密相接触。

2. 固定方法

根据骨折断端复位前移位的方向及其倾向性而放置适当的压垫。按小腿胫骨骨脊的解剖特点,前侧放置较窄的小夹板两块,内外后侧各一块,用布带先捆中间两道,后捆两端。上 1/3 骨折时,膝关节置于屈曲 135°位,内外侧夹板在股骨下端作超膝关节固定;中 1/3 骨折时,内外侧夹板下平内、外踝,上达胫骨内、外髁,后侧夹板下端抵于跟骨结节,上达腘窝下 2 cm;下 1/3 骨折时,内、外侧夹板上达胫骨内、外髁,下平齐足底,后侧夹板上达腘窝下 2 cm,下抵跟骨结节。小腿上段粗,下段细,固定时在内、外踝和跟骨上方要放棉垫。一方面防止压迫内外踝与跟骨,另一方面使其周径上下基本相同,以免固定时捆带滑脱。上 1/3 骨折,外侧夹板在股骨下端作超膝关节固定时,腓骨小头外应以棉垫保护避免外侧夹板压迫腓总神经而引起损伤。对斜形、螺旋形或粉碎性等不稳定性骨折,以及患肢严重肿胀或有皮肤挫伤不宜立即作夹板固定者,可在无菌操作及局麻下,行跟骨牵引。穿针时,跟骨外侧要比内侧高 1 cm（相当于 15°斜角），牵引时足跟便轻度内翻，以恢复小腿生理弧度，使骨折对位更稳定。牵引重量一般为 3～5 千克。

3. 练功疗法

骨折整复固定后，即可作踝、足部关节的屈伸活动及股四头肌收缩锻炼。跟骨牵引者，还可用健腿和两手支持体重抬起臀部。稳定性骨折 2～3 周后，开始进行抬腿和屈膝活动。不稳定性骨折采用跟骨牵引者，待骨折基本连接后，方可去掉牵引。5～6 周以内要注意维持小腿的生理弧度和防止骨折段向前成角。8～12 周后，如骨折处无痛感，自觉患肢有力，X 线片及临床检查，已达到临床愈合标准者，即可去掉外固定。

4. 中药治疗

按骨折三期辨证用药，郭焕章老先生认为，在开放性骨折早期方药中应重用清热凉血、祛风解毒之品，如生地、丹皮、银花、连翘、蒲公英、紫花地丁等，可以显著减少局部组织炎症反应及感染风险。早期局部肿胀甚者，宜酌加利水消肿之品，如木通、薏苡仁等。胫骨中下 1/3 骨折，因局部血运差，骨折愈合慢，中后期应着重补气血，养肝肾、壮筋骨。

5. 其他疗法

（1）外固定支架：近年来临床应用较多，支架的类型也较多，其优点是膝、踝关节运动不受影响，甚至可带支架起床行走。特别是对有严重皮肤损伤的胫腓骨骨折，外固定架可使骨折得到确实固定，并便于观察和处理软组织损伤。对粉碎性骨折或骨缺损时，外固定架可以维持肢体的长度，有利于晚期植骨。

（2）切开复位和内固定：有些胫腓骨干骨折可采用手术切开复位和内固定，根据不同类型的骨折可选用接骨板和螺丝钉固定，也可用髓内钉固定。为了加速骨折愈合，还可用加压钢板和加压螺丝钉固定。手术的缺点是可能发生感染、骨折延迟愈合和内固定器材断裂等，故应严格掌握手术指征。手术的主要适应证是有血管、神经损伤的病例。对陈旧性骨折畸形愈合或不愈合的病例，亦有手术指征，并同时施行植骨术。

五、调护

临床对胫腓骨骨折必须做到及时治疗，因其为下肢负重的重要结构，要求对位良好、避免短缩及侧方成角,以减少日后发生骨不连、下肢短缩畸形的风险。对移位不明显、断端无粉碎、手法整复成功的骨折可采取保守治疗,早期夹板外固定。骨折复位固定后,须注意观察患肢血液循环情况,抬高患肢,以利肿胀消退,避免骨筋膜室综合征的发生。多可取得良好疗效。骨折粉碎、移位严重耐受手术者,应尽快手术治疗。术后早期功能锻炼以有效预防膝踝关节僵硬及下肢肌肉萎缩。并定期 X 线片复查,了解骨折愈合情况。

六、验案举隅

宋某,女,45 岁。

主诉:左小腿外伤疼痛、活动受限 2 小时。

初诊(2014 年 4 月 26 日):患者 2 小时前因车祸致左小腿疼痛、出血、活动障碍,来我院就诊。既往体健,余无特殊。

查体:常规查体无明显异常。舌红,苔白,脉弦紧。专科情况:左小腿肿胀、小腿中段胫骨骨外露。辅助检查:X 线片提示左胫腓骨粉碎性骨折。

诊断:骨折病(气滞血瘀证);西医诊断:左胫腓骨开放性骨折。

治法:清热解毒、凉血散瘀。手法复位,患肢行跟骨骨牵引,创面清创缝合。

处方:五味消毒饮加减,7 剂,水煎服,每日 1 剂。

待软组织条件允许,于入院 1 周后行骨折闭合复位髓内钉内固定手术治疗。术后 8 日出院静养,1 个月后来院复诊,方用舒筋活血汤,7 剂,活血通络止痛、祛瘀生新。4 个月后复查骨折临床愈合。

按语:对单一的胫骨骨折而有明显移位者,多有腓骨的另处骨折;若腓骨又完整者,多有上胫腓关节脱位,且易并发腓总神经损伤,应注意检查而补拍包括膝关节的小腿全长 X 线片,以免漏诊。单一的腓骨骨折而又移位显著者,多为踝关节损伤的一部分,或有胫骨另处骨折。如踝关节部骨折,多伴发腓骨下段骨折;而腓骨上段骨折,可能有胫骨中下段骨折或踝关节部骨折。若为腓骨颈部骨折,应注意检查有无腓总神经损伤。对无移位的胫腓骨双骨折,应注意固定保护,不可大意,因其失去了相互支撑,并不稳定;否则将因估计不足,固定治疗失当,使错位愈来愈大。其结果不如治疗前者,并非少见。

对肿胀严重的小腿部骨折和胫骨上段骨折,应注意血液循环情况,若出现胫前、后动脉减弱或触摸不清,足部发凉,足趾牵引疼痛等,应严密观察紧急处理,以免招致肢体坏死,造成截肢的严重后果。

踝部骨折

一、解剖学

踝关节是人体负重量最大的屈戍关节。由胫、腓骨下端和距骨组成。胫骨下端内侧向下的骨突称为内踝,胫骨下端后缘也稍向下突出,称为后踝,腓骨下端骨突部分构成外踝。内、外、后三踝构成踝穴,距骨位于踝穴内。距骨前宽后窄,当踝关节背屈时,距骨体的前部进入踝穴内,使踝关节更为稳定,无内收、外展活动。当踝关节跖屈时,距骨体的后部进入踝穴内,踝关节的稳定性差,有轻度的内收,外展活动。故踝关节跖屈时容易发生内、外翻损伤。又由于内踝较外踝短,外踝的距腓、跟腓韧带较内踝的三角韧带弱,因此易发生踝关节内翻,故内踝骨折及外踝的韧带损伤较多见。踝部骨折是最常见的关节内骨折,以青壮年最易发生,治疗不当,易发生创伤性关节炎。故治疗要求尽可能达到解剖学对位,并较早地进行功能锻炼,以保证踝关节的稳定的负重和灵便的活动功能。

二、病因病机

踝部骨折多由间接暴力引起,如从高处坠落,下坡或下楼梯时扭伤,走崎岖不平道路时跌伤等。亦有由车祸直接碰撞引起骨折脱位的。踝部骨折由于暴力的作用方向、大小以及肢体所处的姿势不同可造成各种不同类型的损伤。目前根据骨折发生原因,结合临床体征和 X 线拍片,把踝部骨折分为内翻、外翻、外旋、纵向挤压、侧方挤压、跖屈、背伸等多种,其中临床上以内翻最多见,其次为外翻与外旋骨折。

(1)内翻骨折:从高处坠地、跳跃、奔跑或足踏凹凸不平道路时,足外侧先着地或足底内侧踏在凸处,使足突然内翻,外踝可因外侧韧带的牵拉而被撕脱,骨折块较小,骨折成为横形,骨折片向内侧移位。过大的暴力可使距骨强力内翻,其内侧撞击内踝,可将内踝折断,骨折线多为斜形,从外下方斜向内上方,骨折块向内移位,造成双踝骨折,甚则距骨后侧半脱位。如暴力过大,还可合并后踝骨折造成三踝骨折。

(2)外翻骨折:从高处坠地时足底内侧着地,或外踝受暴力打击而引起踝关节强度外翻。骨折时,若暴力较轻,发生单踝骨折,骨折线在内踝,呈横形,暴力较大,引起双踝骨折。内踝为横形骨折,外踝为斜形骨折,骨折线由内下斜向外上,骨折块较大,有时骨折线在腓骨下 1/2 段,骨折块向外移位,可合并距骨向外脱位或后踝骨折。

(3)外旋骨折:暴力使足过度外旋,或足不动而小腿过度内旋,使足外旋加外翻,内踝被撕脱,外踝被距骨前外侧撞击,骨折线可为螺旋形或斜形、外旋加外翻力过大,可造成三踝骨折,距骨可向后半脱位。

(4)纵向挤压骨折:从高处坠下,足跟着地,可引起踝关节纵向挤压骨折,严重时,胫骨下端包括关节面在内,发生粉碎骨折,或成"T"形、"Y"形骨折;腓骨下端往往亦横断或粉碎。另一种纵向挤压骨折是在踝关节急骤地过度背伸或跖屈所引起,胫骨下关节面的前缘或后缘因受距骨体的冲击面骨折,骨折片有时很少,有时可占据关节面的 1/3～1/2,后踝骨折时,距骨可随骨折块向上脱位,前缘骨折时,骨折片向前移位,距骨亦可向前脱位。

三、临床表现

伤后局部瘀肿、疼痛和压痛,功能障碍,可扪及骨擦音。骨折移位明显时,外翻骨折多呈外翻畸形,内翻骨折多呈内翻畸形,距骨有脱位者,则畸形更加明显,随不同脱位的方向而可扪及脱出的距骨。踝关节 X 线正侧位照片可显示骨折脱位程度和损伤类型。

四、分型

根据骨折脱位的程度,踝部骨折又可分为三度。一度:单踝骨折;二度:双踝骨折;三度:三踝骨折并距骨脱位。

五、治疗

踝部骨折是关节内骨折,无移位骨折,用小夹板或石青托固定在中立位

3～4周即可;有移位骨折,则要求准确的对位,有效的固定和早期合理的功能锻炼。

1. 手法复位

(1)内翻骨折整复法:在局麻或腰麻、硬膜外麻醉下,患者仰卧,患肢在上,让助手握小腿上段并固定,术者立于患肢远端,用两手分别扳住足背与足跟上缘,两拇指顶住外踝,两食、中指扣住内踝,先向远侧拔伸牵引。在此基础上将踝外翻,整复骨块之移位。然后使足取中立位,一手握足前部、一手握住两踝骨,将足被动背伸与跖屈数次,骨折复位即稳定,并使距骨恢复正常位置。

(2)外翻骨折整复法:患者仰卧,患肢在下,术者手的位置与内翻骨折相反,两拇指顶内踝,示、中指扣扳外踝,将足内翻,使骨折复位,其余的方法与内翻骨折相同。

(3)外旋骨折整复法:复位方法与外翻骨折大致相同。所不同者,即将踝扳向内翻时,同时使足内旋,即可复位。如有下胫腓关节分离,可在内外踝部加以挤压,如后踝骨折合并距骨后脱位,可用一手握胫骨下段向后推,另一手握前足向前推,并得以将踝关节背伸,利用紧张的关节囊将后踝拉下,使后踝复位。

(4)纵向挤压骨折整复法:将踝关节沿肢体纵轴牵引,术者根据不同情况,施以提、按、推、挤等手法,使胫骨下端关节面尽量平复,若重度纵向挤压骨折,手法不易复位需结合跟骨牵引(重量为3～4千克),并鼓励患者作踝关节背伸、跖屈活动。牵引2～3日后,根据情况施以必要的手法使之复位。

以上各型骨折经手法整复失败,可采用钢针经皮撬拨复位,如仍不能复位或开放性骨折脱位,可行切开复位内固定术。陈旧性骨折脱位,疼痛较严重,影响功能者可施行踝关节融合术。

2. 固定方法

取夹板五块,为前内侧板、前外侧板、后侧板、内侧板和外侧板,以塔形垫和梯形垫垫好关节处,内外侧板长度平足底,并从两个孔进行结扎超踝关节固定,松紧适宜。内翻型骨折固定于外翻位,外翻型骨折固定于内翻位。纵向挤压型骨折依复位前距骨偏重于移向内侧或外侧,而决定将踝关节固定于外翻位或内翻位,若小夹板固定不牢靠,可用石膏托或 U 型石膏固定。时常注意夹板松紧及骨折有否移位,初期每 3～4 日复查 1 次,中期每星期复查 1 次,一般成人 5～6 周解除固定。

3. 练功疗法

整复固定后,小腿抬高,膝关节置于 135°位;即可练习足趾活动,然后逐渐作踝关节的屈伸及小腿肌肉的收缩活动,但禁止作引起损伤的内翻和外翻动作。膝活动一般不受限制,2 周后可加大踝的主动活动范围,并作床上抬腿,蹬空踢球等活动。骨折基本连接后(固定 3～4 周),可做扶杆站定,扶椅练走等活动。5～6 周即可解除固定,扶拐在不负重的情况下,下地锻炼活动。

4. 中药治疗

按骨折三期辨证用药,中、后期应注意舒筋活络,通利关节。解除固定后,每日可用中药熏洗(下肢损伤洗方),并对关节周围组织进行按摩,以促进关节功能的恢复。

下肢损伤洗方(郭氏经验方):伸筋草 30 克,透骨草 30 克,五加皮 15 克,海桐皮 15 克,三棱 15 克,莪术 15 克,秦艽 15 克,苏木 30 克,红花 15 克,木瓜 15 克,牛膝 15 克。熬水外洗,每日 3～4 次,一剂洗 3 日。

适应证: 下肢骨折、脱臼、扭伤后筋络挛缩,关节强直酸痛不止。

方解: 本方用伸筋草、透骨草祛风通络,活血止痛;秦艽、海桐皮、五加皮祛下部之风湿;苏木、红花祛瘀;三棱、莪术通经络,消瘀血;木瓜、牛膝补肾壮骨,舒筋活络。全方善于通经活络。

5. 其他疗法

(1) 切开复位内固定:有下列情况者可考虑手术切开复位内固定:① 严重开放性骨折,于清创时可将骨折复位并作内固定。② 内翻型骨折,内踝骨折块较大,波及胫骨下关节面达 1/2 以上而手法复位不满意者。③ 足强度背屈或跖屈所致之胫骨下关节面前缘或后缘大块骨折,其骨折块超过负重部分关节面 1/3,手法复位不满意者。④ 内踝撕脱骨折,尤其是内踝中部骨折,手法复位不良或有骨膜及关节囊夹于骨折线之间者。切开复位要求能做到踝穴解剖对位,内固定必须坚强,以便早期功能锻炼,彻底清除关节内骨和软骨碎片。对于闭合性骨折,一旦决定手术,应尽早施行,内固定物可视情况选用钢板、螺丝钉和克氏针固定，术后患肢不负重早期功能锻炼。

（2）踝关节融合术：陈旧性踝部骨折，对骨折移位较多，或已有严重创伤性关节炎的病例，可考虑作踝关节融合术。

六、调护

临床对踝关节骨折的治疗必须做到对位良好、恢复关节面平整，以减少日后发生创伤性关节炎的风险。对移位不明显、手法整复成功的骨折可采取保守治疗，早期夹板或石膏外固定，多可取得良好疗效。骨折粉碎、移位严重者，应尽快手术治疗。术后早期功能锻炼以有效预防踝关节僵硬。并定期复查，了解骨折愈合情况。

七、验案举隅

王某，男，26 岁。

主诉：右踝关节外伤疼痛、活动受限 4 小时。

初诊（2015 年 10 月 6 日）：患者 4 小时前因外伤致右踝肿痛、活动障碍，来我院就诊。既往体健，余无特殊。

查体：常规查体无明显异常。舌红，苔白，脉弦紧。专科情况：右踝关节肿胀、内外踝压痛（＋）、踝关节活动受限，被动活动可扪及明显骨擦感及异常活动。辅助检查：X 线片提示右内、外踝骨折，踝关节半脱位。

诊断：骨折病（气滞血瘀证）；西医诊断：右双踝骨折。

治法：活血化瘀、消肿止痛。手法复位，患肢行石膏外固定。

处方：散瘀活血汤加减，7 剂，水煎服，每日 1 剂。

待软组织条件允许，于入院 1 周后行切开复位内固定手术治疗。术后 1 周出院静养。1 个月后来院复诊，方用舒筋活血汤，7 剂，活血通络止痛、祛瘀生新。3 个月后复查骨折临床愈合。

按语：踝部骨折，多为关节内骨折，为预防和减少并发症，在不影响骨折稳定情况下，应尽早开始踝关节的背伸操练，使残余的轻微错位随距骨的活动摩擦而平复，也可通过肌肉的收缩早日消除肿胀，从而减少晚期并发症。踝部骨折，多发于关节周围的非负重部，故在不影响骨折稳定的情况下，应尽早下床负重锻炼，以防止因长期固定、制动而引起废用性骨质疏松和长期卧床抬高患肢体而下床改变体位后长期肿胀不消。

髋部扭挫伤

一、解剖学

髋关节是决定躯体对称性的关节,在人体直立状态下,双侧髋关节为直立的脊柱、肋骨、肩和头部提供稳定的支撑。髋关节是典型的球窝关节,由髋臼与股骨头构成。大量的韧带和大块的肌肉把股骨头稳固地固定在髋臼内。髋关节由髋臼与股骨头构成。髋臼的周缘附有纤维软骨构成的髋臼唇,以增加髋臼的深度。髋臼切迹被髋臼横韧带封闭,使半月形的髋臼关节面扩大为环形以紧抱股骨头。髋臼窝内充填有脂肪组织。髋关节的关节囊坚韧致密,向上附着于髋臼周缘及横韧带,向下附着于股骨颈,前面达转子间线,后面包裹股骨颈的内侧 2/3(转子间嵴略上方处)。髋关节可作三轴的屈、伸、展、收、旋内、旋外以及环转运动。由于股骨头深藏于髋臼窝内,关节囊相对紧张而坚韧,又受多条韧带限制,其运动幅度远不及肩关节,而具有较大的稳固性,以适应其承重和行走的功能。运动髋关节的肌肉,主要包括屈髋关节的肌肉,如阔筋膜张肌,伸髋关节的肌肉如臀大肌,外展髋关节的肌肉如臀中肌、臀小肌等。

二、病因病机

多因跌扑、坠落、跳跃时,关节过度收、展、屈、伸,致髋关节周围肌肉,韧带和关节囊撕裂、水肿等。

三、临床表现

受伤后局部疼痛、肿胀,功能障碍。患肢呈保护性姿态,如跛行、拖拉步态、骨盆倾斜等。检查患侧腹股沟内部有明显的压痛及轻度肿胀。在股骨大转子后方也有压痛。髋关节各方向运动时均可出现疼痛加剧。部分患者患肢外观变长,呈外展外旋位,但 X 线片检查却无异常发现。一般预后较好,往往 2～3 周即可痊愈。

四、治疗

1. 理筋手法

伤者取俯卧位,医者在髋部痛点做按摩揉捏。然后患者改仰卧位,助手固定骨盆,医者一手握患肢踝部,另一手扶持膝部,轻柔缓慢地将关节屈曲、内收、外展、转摇,以舒顺筋肉,崁顿的圆韧带或关节囊亦可松解。

2. 中药治疗

橘术四物汤加减(郭氏经验方):橘红15克,白术15克,生地9克,赤芍9克,归尾9克,川芎9克,蒲黄6克,川牛膝12克,木瓜9克,制乳香9克,制没药9克。水煎服,每日1剂,分2次早晚饭后温服。

适应证:髋膝关节跌扑闪挫,肿胀疼痛等。

方解:肾主骨主腰膝,脾主肌肉主四肢。脾肾素弱,偶有跌仆,营卫筋骨乃伤,法宜补肾健脾以强里气,活血散瘀以散有形之邪。方以生地、当归、牛膝益肾强筋骨;橘红、白术、木瓜理气健脾通络;乳香、没药、蒲黄活血散瘀止痛。合有益肾健脾活血止痛之效。若有大便秘结、腹胀满等症,可酌加枳实、大黄等通腑泄热。

五、调护

不须严格的固定,但患者应卧床休息。小儿不愿卧床,亦应禁止站立成行走,可将其放在床上,但患肢不负重,以利于早日恢复。

髋部扭挫伤一般预后较好,经卧床休息,避免负重,药物调理、理筋手法治疗往往2～3周可痊愈。一般无后遗症发生。

六、验案举隅

祁某,男,36岁。

主诉:右髋关节外伤疼痛、活动受限2日。

初诊(2019年8月16日):患者2日前因下楼梯时踩空不慎扭伤右侧髋关节,致右髋疼痛、活动受限,来我院就诊。既往体健,余无特殊。

查体:常规查体无明显异常。舌红,苔白,脉弦紧。专科情况:右髋关节周围压痛(+),髋关节无明显肿胀,下肢等长,活动轻度受限。辅助检查:X

线片提示髋关节无异常。

诊断：伤筋病（气滞血瘀）；西医诊断：右髋部扭挫伤。

治法：活血化瘀，消肿止痛。卧床，限制负重，局部理筋手法配合患肢皮牵引。

处方：橘术四物汤加减，7剂，水煎服，每日1剂。

于1周后髋关节疼痛明显缓解出院。

按语：髋关节扭挫伤一般预后较好，伤后切记减少负重活动，需注意卧床休息，经药物调理、理筋手法治疗后往往2～3周可痊愈。一般无后遗症发生。

膝关节韧带损伤

一、解剖学

为了保持膝关节的稳定和膝的伸屈运动，其周围有很多韧带，主要是膝内、外侧副韧带和十字韧带。内侧副韧带起自股骨内髁，止于胫骨内髁的侧面，上窄下宽呈扇状，深部纤维与内侧半月板相连，防止膝外翻；外侧副韧带起自股骨外髁、止于腓骨小头，防止膝内翻。屈膝时侧副韧带较松弛，使膝关节有轻微的内收、外展活动，伸膝时侧副韧带较紧张，膝关节无侧向运动。十字韧带又名交叉韧带，位于膝关节内，有前后两条，连接下股骨髁间窝与胫骨髁间隆突，防止膝关节因过度屈曲和过度伸直而滑脱。前交叉韧带有限制胫骨前移的作用，后交叉韧带有限制胫骨后移的作用。由于膝关节负重多，运动量大，位置表浅，又不甚稳定，而极易造成韧带损伤。

二、病因病机

膝关节在轻度屈曲位时，小腿骤然外展，或膝伸直位时，小腿外侧受到暴力打击或重物压迫，促使膝关节过度外翻，导致膝内侧间隙拉宽，副韧带被牵拉而造成损伤。轻者可致韧带扭伤或部分撕裂，重者可致完全断裂，并可合并半月板或十字韧带的损伤。在少见的情况下，外力迫使膝关节过度内翻，可发生外侧副韧带的损伤或断裂，十字韧带位置较深，非强大暴力不易引起损伤或断裂。单纯的十字韧带损伤比较少见，往往并发侧副韧带、半月板的损伤及膝关节脱位等。当暴力撞击小腿上端的后方时，可使胫骨向前移位，造成前交叉韧带损伤，多合并胫骨嵴撕脱骨折；在屈膝位，当暴力撞击小腿上端的前方时，使胫骨向后移位，造成后交叉韧带损伤，多伴股骨或胫骨附着部撕脱骨折。根据膝关节的解剖特点，临床上内侧比外侧副韧带损伤多见，前交叉比后交叉韧带损伤多见。

三、临床表现

膝关节不论何处韧带损伤，均有明显的外伤史。局部疼痛、肿胀，功能障碍，行走困难。侧副韧带断裂时可出现被动外翻或内翻，十字韧带损伤时可出现关节不稳感。膝侧向试验（＋）、抽屉试验（＋）。

X线检查：侧副韧带完全断裂时，应力下拍摄正位X线片可见膝内侧或外侧关节间隙明显增宽，若为韧带止点撕脱者，可见小骨片游离。十字韧带断裂时，侧位片可显示胫骨向前或向后移位及其程度，正位片可发现胫骨嵴撕脱骨折。

四、治疗

膝关节韧带损伤的治疗，根据其损伤的程度和合并症的情况，采用不同的治疗方法。扭伤或部分撕裂伤者，一般用保守治疗；而完全断裂伤或有合并症者多采用手术修补治疗。

1. 理筋手法

主要用于损伤初期或后期以及陈旧性损伤者，可以膝部为中心按摩推拿，捋顺筋络，其目的是解除粘连，恢复关节活动范围。

2. 中药治疗

（1）初期：补肾健脾，活血散瘀。

处方：橘术四物汤加减（郭氏经验方）。橘红15克，白术15克，生地9克，赤芍9克，当归尾9克，川芎9克，蒲黄6克，川牛膝12克，木瓜9克，制乳香9克，制没药9克。水煎服，每日1剂，分2次早晚饭后温服。

适应证：膝关节跌仆闪挫，扭伤初期，肿胀疼痛等。

方解：肾主骨主腰膝，脾主肌肉主四肢。脾肾素弱，偶有跌仆，营卫筋骨乃伤，法宜补肾健脾以强里气，活血散瘀以散有形之邪。方以生地、当归、牛膝益肾强筋骨,橘红、白术、木瓜理气健脾通络,乳香、没药、蒲黄活血散瘀止痛。合而有益肾健脾活血止痛之效。

（2）后期：补肾活血,祛风除湿。

处方： 沙苑蒺藜汤加减（郭氏经验方）。沙苑蒺藜 15 克,红花 9 克,防风 9 克,羌活 9 克,黄芪 15 克,木瓜 9 克,川牛膝 9 克,白鲜皮 9 克,海桐皮 9 克,制草乌 9 克,制乳香 6 克,制没药 9 克,制川乌 6 克（先煎）。水煎服,每日 1 剂,分 2 次早晚饭后温服。

适应证： 膝关节损伤后期,半月板损伤疼痛。

方解： 本方以沙苑蒺藜补肾壮腰膝；防风、羌活、木瓜、牛膝、白鲜皮、海桐皮、草乌、川乌大队祛风湿药,以祛风除湿止痛；红花、乳香、没药活血；黄芪补气,故适于膝伤较陈旧、气虚、肾虚受风寒湿侵袭的患者。

可用下肢损伤洗方熏洗患处。

3. 固定和练功疗法

侧副韧带有部分断裂者,应固定膝关节屈曲 20°～30°的功能位 3～4 周；胫骨粗隆骨折轻度移位者,可将患膝用石膏托固定于屈膝 10°～15°位 6 周；同时进行股四头肌舒缩锻炼,防止肌肉萎缩和软组织粘连。解除固定后,练习膝关节屈曲活动,并逐步练习扶拐行走。

五、调护

轻度膝关节韧带损伤一般预后较好,经卧床休息、避免负重、患肢制动、药物调理、理筋手法等治疗往往 3～4 周可痊愈。若严重韧带断裂,膝关节不稳,需采用手术修补治疗。治疗总体满意率较高。

六、验案举隅

田某,男,26 岁。

主诉： 右膝关节外伤疼痛、活动受限 3 小时。

初诊（2020 年 5 月 3 日）： 患者 3 小时前因踢足球时踩空不慎扭伤右侧膝关节,致右膝疼痛、活动受限,来我院就诊。既往体健,余无特殊。

查体： 常规查体无明显异常。舌红,苔白,脉弦紧。专科情况：右膝关节轻度肿胀,内侧副韧带压痛（＋）,膝关节屈伸不利,关节侧方应力试验弱阳性。辅助检查：X线片提示膝关节无异常；膝关节核磁检查提示右膝内侧副韧带部分撕裂。

诊断：伤筋病（气滞血瘀证）；西医诊断：右膝内侧副韧带损伤。

治法：活血化瘀，消肿止痛。卧床，限制负重，局部理筋手法配合患肢石膏外固定。

处方：橘术四物汤加减，7剂，水煎服，每日1剂。

于1周后膝痛缓解出院。3周后门诊复查，膝关节肿散痛消，沙蒺藜汤加减，7剂，水煎服，每日1剂。两月愈。

按语：轻度膝关节韧带损伤一般预后较好，经卧床休息、避免负重、患肢制动、药物调理、理筋手法等治疗往往3～4周可痊愈。对严重韧带断裂，膝关节不稳且年轻、运动量大的患者需积极采用手术修补治疗，切勿贻误治疗时机。

膝关节创伤性滑膜炎

一、解剖学

膝关节滑膜位于关节腔内，是一类膜性结构，自关节软骨边缘伸延而来覆盖关节囊的内表面。其产生的滑液对关节软骨具有营养和润滑作用，处于纤维性关节囊和充满液体的滑膜腔之间，贴附在骨软骨结合的骨架组织上，而不侵犯关节软骨的表面。正常滑膜覆盖关节内的肌腱、韧带和脂肪垫，但不覆盖关节软骨和半月板组织。滑膜也包裹穿过韧带的肌腱。正常情况下，滑膜由两层构成，即滑膜衬里层（衬里细胞）和滑膜衬里下层（或支持层）。滑膜衬里层是滑膜组织与含有滑液的关节腔之间的界面。但是，在衬里层和衬里下层之间缺乏成形的基膜将两者分开。衬里下层由纤维血管结缔组织构成，并与致密胶原纤维性关节囊合并。

二、病因病机

当膝关节遭到外来暴力的撞击、扭转或运动过度，造成滑膜组织破裂出血或充血水肿，渗出液增多时，致使膝关节肿胀、疼痛、屈伸功能活动受限，称为急性滑膜炎。若受伤较轻，或多次轻伤或膝关节组织在长期负重运动中发生磨损，导致滑膜的炎性渗出，称为慢性滑膜炎，此多属"痹证"范畴。

三、临床表现

1. 急性创伤性滑膜炎

有膝关节受到打击、碰撞、扭伤等明显的外伤史。膝关节在伤后1～2小时内发生肿胀疼痛,活动困难。检查时,膝关节局部皮肤温度略高,皮肤因肿胀而紧张,浮髌试验(+)。常有因瘀血引起的全身低热,关节穿刺可抽出血性液体。本病常是膝关节其他损伤的合并症,检查时要仔细,须与骨折、脱位、韧带及半月板损伤相鉴别。

2. 慢性创伤性滑膜炎

临床上多见于中老年人,有劳损或关节疼痛的病史。患者感觉两腿沉重,关节肿胀,下蹲困难,劳累后加重,休息后减轻。检查时,膝关节肿胀,两侧膝眼处饱满,局部轻度压痛,皮温不高。病程日久者,股四头肌萎缩,关节不稳,浮髌试验阳性,关节穿刺可抽出淡黄色,清亮的积液。X线片示膝关节骨与关节的结构无明显异常,可见关节肿胀。有的患者可见骨质增生。

四、治疗

1. 理筋手法

外伤当天,应将膝关节伸屈数次。先伸直膝关节,然后充分屈曲,再自然伸直,可使局限的血肿消散,疼痛减轻。慢性期可在肿胀处及其周围作按压、揉摩、拿捏等手法,以疏通气血,消肿止痛,预防粘连。

2. 中药治疗

急性期滑膜损伤,瘀血积滞,治宜散瘀生新为主,内服桃红四物汤加三七粉3g,外敷消定膏。慢性期水湿稽留,肌筋弛弱,治宜祛风燥湿,强壮肌筋,内服羌活胜湿汤加减或服健步虎潜丸,外敷二消膏消肿止痛。

3. 穿刺抽液

关节内积液显著者,可在无菌操作下穿刺抽液,之后注入泼尼松龙25 mg加1%普鲁卡因2 mL。然后,用弹性绷带加压包扎,这有利于积液的消除和关节功能的恢复。

4. 理疗

慢性期可适当配合选用红外线、超短波、蜡疗等治疗。

五、调护

早期应卧床休息,抬高患肢。并禁止负重。治疗期间可作股四头肌舒缩活动锻炼,后期应加强膝关节的屈伸锻炼,这对消除关节积液,防止股四头肌萎缩,预防滑膜炎反复发作,起着积极的作用。

六、验案举隅

费某,男,30 岁。

主诉:左膝关节外伤肿痛、活动受限 12 小时。

初诊(2018 年 8 月 13 日):患者 12 小时前走路时不慎扭伤左侧膝关节,致左膝肿痛、活动受限,来我院就诊。

既往史:既往体健,余无特殊。

查体:常规查体无明显异常。舌红,苔白,脉弦紧。专科情况:左膝关节肿胀明显,关节周围压痛,浮髌试验阳性,膝关节屈伸不利。辅助检查:X 线片提示左膝关节无异常;膝关节核磁检查提示左膝关节积液。

诊断:伤筋病(气滞血瘀证);西医诊断:左膝急性创伤性滑膜炎。

治法:活血化瘀,消肿止痛。卧床,限制负重,局部冰敷,配合穿刺抽液,抽出血性液,量约 60 mL。

处方:桃红四物汤加减,7 剂,水煎服,每日 1 剂。

于 1 周后膝部肿痛缓解出院。1 个月后门诊复查痊愈。

按语:急性膝关节创伤性滑膜炎一般预后较好,经卧床休息,避免负重、患肢制动、药物调理、理筋手法等治疗往往 2～3 周可痊愈。慢性创伤性滑膜炎病程较长,症状反复,若保守治疗无效,可考虑行关节镜下膝关节滑膜清理术。治疗总体满意率较高。

足踝部筋伤

一、解剖学

踝关节是由胫、腓骨下端和距骨组成的屈戌关节。踝关节周围主要的韧带有内、外侧副韧带和下胫腓韧带。内侧副韧带又称三角韧带,分深浅两层。浅层为跟胫韧带,起于内踝,止于载距突的上部;深层呈三角形,起于内踝,止于距骨颈及体部的全部非关节部分。而外侧副韧带不如内侧副韧带坚韧,分为三束,即跟腓韧带(中束)及距腓前、后韧带(前束、后束),三束韧带起于外踝,分别止于距骨和跟骨外侧。下胫腓韧带又称胫腓联合韧带,有前后两条,为胫骨与腓骨下端之间的骨间韧带,是保持踝关节稳定的重要韧带。踝关节扭挫伤甚为常见,可发生于任何年龄,但以青壮年较多见。

二、病因病机

踝关节扭伤,多由于行走于不平的道路,上、下楼时不慎,或跌倒时,足部受力不稳,使踝关节过度内、外翻而造成扭伤。临床上分为内翻扭伤和外翻扭伤两类,其中以跖屈内翻扭伤最常见,这是由于踝关节的解剖特点所决定的。踝关节的外踝比内踝长,内侧韧带比外侧韧带坚韧,从而有效地阻止了距骨外翻,而距骨体又呈前宽后窄状。当踝关节跖屈时,距骨窄部进入踝穴,则踝穴处在不稳定的状态中,易向侧方翻转,这就决定了踝关节易在跖屈位发生内翻扭伤。踝关节跖屈内翻时,容易损伤外侧的距腓前韧带;单纯内翻时,则容易损伤外侧的跟腓韧带;外翻损伤时,由于三角韧带比较坚韧,不易撕裂而常常发生内踝的撕脱骨折,有时也可引起下胫腓韧带撕裂。直接的外力打击,除韧带损伤外,多合并骨折和脱位。

三、临床表现

有明显的踝关节扭伤史。受伤后踝部立即出现肿胀疼痛。损伤轻时仅局部肿胀,损伤重时整个踝关节均可出现肿胀,伤后 2～3 日局部可出现瘀斑。主要表现为跛行,走路时伤足不敢用力着地,踝关节活动时损伤部位疼痛。检查时损伤局部有明显的压痛点。韧带不全断裂者,牵拉韧带时会出现明显的体征(韧带牵拉试验阳性)。当韧带完全断裂时,除肿痛外,局部用普鲁卡因封闭后,强力使足内、外翻,与对侧相同的位置比较,活动度显著增大,可摸到韧带断裂处有凹陷,有时可摸到移位的关节面。拍摄踝关节的正侧位X线片,可以排除撕脱骨折。将足在强力内翻或外翻位摄正位片时候若可看到距骨倾斜角度增大(正常成人足内翻时,距骨上关节面与胫骨下关节面有

5°～10°的倾斜角度），即可确定有韧带断裂。有时也可见到距骨的移位现象，由于腓侧副韧带断裂后造成踝关节的部分脱位（主要为距骨向内旋转移位），这种脱位，伤后往往自行复位，若不强力内翻，很难看出移位。

四、治疗

1. 理筋手法

对单纯韧带扭伤或韧带部分撕裂者，可进行理筋。瘀肿严重者，则不宜重手法。患者平卧，术者一手托住足跟，一手握住足尖，缓缓地作踝关节的背伸、跖屈及内翻、外翻动作，然后用两掌心对握内外踝，轻轻用力按压，有散肿止痛的作用。

2. 固定疗法

将踝关节固定于损伤韧带的松弛位置上。韧带完全断裂者，用石膏管型固定。6周后解除固定，下地活动。若韧带不完全断裂，可用"8"字绷带固定，一般固定2～3周。

3. 练功疗法

韧带损伤的急性期，在疼痛减轻及固定下，应尽早练习跖趾关节的屈伸活动，进而做踝关节背伸跖屈运动，待肿胀消退后，开始做踝关节的内翻、外翻的功能活动，以防止韧带的粘连，并可加强各韧带的力量。

4. 中药治疗

（1）初期：化瘀通络，强肾健骨。

处方：四皮汤加减（郭氏家传方）。海桐皮12克，五加皮9克，陈皮9克，丹皮9克，独活9克，赤芍9克，川断9克，当归尾12克，肉桂3克，生地9克，川牛膝9克，防风9克，姜黄9克，制乳香9克，制没药9克。黄酒引，水煎服，每日1剂，分2次早晚饭后温服。

适应证：足踝关节扭挫伤初期，赤肿青紫，疼痛，均宜服之。

方解：挫伤初期，局部赤肿青紫疼痛，病位表浅，故以四皮清其瘀血，祛其风寒，通其经络，和其脾气；复以川断、生地、肉桂、川牛膝强肾健骨振奋元气，姜黄、乳香、没药辅其消散之功。

（2）后期：扶正祛风通络。

处方：归黄桑枝汤加减（郭氏经验方）。当归9克，黄芪15克，桑枝30

克,防风9克,姜黄9克,桂枝3克,甘草12克。水煎服,每日1剂,分2次早晚饭后温服。

适应证:软组织损伤后期,以手足关节疼痛为宜。

方解:本方重用桑枝,取其善祛四末之风,佐以桂枝其效益彰。手足关节均为筋脉交接之处,气血弱者,最易受风邪侵袭而羁留不去,以当归、黄芪、甘草养血补气和中,姜黄、防风祛风止痛,全方合用,共奏扶正祛风通络之功。

此外,损伤后期,肿胀轻微的,可用活血舒筋的洗药,如下肢活络洗方每日熏洗2次;内服活血化瘀药,如小活络丹、七厘散之类。

5. 其他疗法

韧带损伤后期,踝关节仍疼痛,压痛局限者,可用醋酸泼尼松龙20 mg加1%的普鲁卡因2~4 mL作局部痛点封闭,5~7日1次,3~4次为1个疗程。

五、调护

足踝部扭挫伤一般预后较好,经理筋手法、休息、避免负重、关节制动、药物调理治疗往往3~4周可痊愈,一般无后遗症发生。

六、验案举隅

陈某,男,48岁。

主诉:左踝关节外伤疼痛、活动受限4小时。

初诊(2020年3月10日):患者4小时前在冰面行走时不慎扭伤左侧踝关节,致左踝肿痛、活动受限,来我院就诊。既往体健,余无特殊。

查体:常规查体无明显异常。舌红,苔白,脉弦紧。专科情况:左外踝肿胀、周围压痛(+)。舌红,苔白,脉弦紧。辅助检查:X线片提示左踝关节骨质无异常。

诊断:伤筋病(气滞血瘀证);西医诊断:左踝关节扭挫伤。

治法:活血化瘀,消肿止痛。局部理筋手法,配合冰敷。

处方:四皮汤加减,7剂,水煎服,每日1剂。

于2周后复诊,左踝关节肿胀基本消退,归黄桑枝汤加减,7剂,痊愈。

按语:足踝部扭挫伤一般预后较好,经理筋手法、关节制动、药物调理治疗往往 3～4 周可痊愈，一般无后遗症发生。伤后切勿轻视病情，以免日后出现踝关节韧带松弛，习惯性扭伤之并发症。

（梁勇）

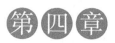

郭焕章高原骨伤疾病外治特点及医案

第一节　膏药应用经验特点及相关医案

一、膏药的起源和郭氏膏药特点

膏药最早有记载的《黄帝内经灵枢·痈疽》,"米疽,治之以砭石……涂以豕膏。"到唐代《千金方》书中提到油加丹治膏,即目前的黑膏药,膏药的发展有了进一步的完善。平乐正骨膏药起源于200多年前的清代嘉庆年间,由平乐正骨的第一代创始人郭祥泰创立。膏药的理论基础来源于中医的脏腑经络理论,认为人体内部器官与外部肢体关节有着密切的联系,通过调整脏腑功能、疏通经络气血,可以达到治疗骨伤的目的。而膏药作为一种药物剂型,能够通过皮肤渗透作用,使药物直达病所,达到治疗目的。膏药是中医外用药的一种特有剂型,是将中药配合香油、黄丹等基质炼制而成。膏药具有黏性,能粘住患处,应用方便,药效持久,便于收藏携带,经济节约。平乐正骨膏药历经郭氏家族数代人的不断完善和发展,已经成为中医骨科中的一种重要治疗手段。

目前,平乐正骨膏药包括太乙膏、活血止疼膏、接骨止疼膏、活血接骨止痛膏等几种。膏药的临床应用范围非常广泛,可以用于治疗各种骨伤疾病,如骨折、关节脱位、软组织损伤等。通过贴敷于患处或相关穴位,膏药能够起到消炎止痛、活血化瘀、祛风除湿等作用,从而缓解疼痛、促进血液循环、加速伤口愈合。郭焕章先生从祖辈那里将平乐正骨的膏药引用过来,结合青海高原地区骨伤科疾病特点,研发出了青海当地自己的"黑膏药"。不同的膏药适用于不同的病症,如闪扭筋伤或关节脱位可用消定膏;创伤骨折、筋伤、劳损性疼痛可用接骨止痛膏;恶疮节肿、痈疽可应用金黄膏。在制作工艺上,使用传统工艺制作,首先将组成药物进行浸泡,通过加热熬炼后,再加入蜂蜜,这样可以减少对皮肤的刺激,防止发生接触性皮炎。摊膏药时,将膏药置于皮纸或纱布上敷于患处。

青海省中医院的膏药是一种独特的中医疗法,其制作技艺和临床应用已经在省内被广泛认可,成了骨伤科疾病治疗不可或缺的一部分。这种治疗方法不仅具有悠久的历史和深厚的文化底蕴,而且疗效显著,深受高原患者和骨伤科医生的信赖和喜爱。同时,现代的敷贴技术也使得膏药更加舒适和方便使用,如将膏药放在特制的贴剂上,结合一些特殊的穴位,方便患者随时使用,也取得了很好的疗效。值得注意的是,膏药虽然具有显著的治疗效果,但并不是万能的。对于一些严重的骨伤疾病,如骨折等,还需要结合其他治疗方法,如手法复位、固定等。此外,在使用膏药时,也需要注意使用方法,以免出现不良反应或过敏反应。

为了更好地传承,郭焕章先生对后来的弟子们教育到,膏药的发展需要采取一系列措施。首先,应该加强对膏药的宣传和推广,让更多的人了解和认识这种传统疗法。其次,应该加强膏药制作技艺的传承和保护,通过开展相关培训和传承活动,确保这种技艺能够得以延续。最后,应该加强膏药的研究和创新,通过引入现代科技和制药技术,提高膏药的疗效和安全性,满足患者的需求。

膏药作为中国传统医学中的一种独特疗法,具有悠久的历史和深厚的文化底蕴。郭焕章先生及后来的弟子们通过不断的研究和创新,相信这种疗法将会在高原骨伤疾病中发挥更大的作用,为高原人民健康事业作出更大的贡献。

二、郭氏膏药

1. 接骨膏

[组成] 象皮、象牙[1]各 30 克,地龙、番木鳖、儿茶各 15 克,制乳香、制没药、龙骨、无名异、木瓜各 9 克,醋煅自然铜 12 克,三七粉 3 克,冰片、麝香各 1 克,天冬 9 克。

[制法] 共研细末备用。

[用法] 用蛋清调匀,敷患处,5~7 日更换 1 次,无蛋清时亦可用蜂蜜调,疗效亦佳。

---

[1] 象皮、象牙:本书所载象皮、象牙等中药材,根据国发[1993]39 号、卫药发[1993]59 号文,属于禁用之列,均以代用品代替,书中所述象牙、象皮等相关内容仅作文献参考。

[适应证] 适于跌打损伤,任何型骨折,用至骨折愈合为止。

[方解] 本方用象皮、象牙清热敛疮生肌;醋煅自然铜续筋接骨;三七、儿茶清热止血;乳香、没药、无名异祛瘀行气,活血止痛;地龙、番木鳖、木瓜舒筋活络;天冬寒润清热;辅以辛散走窜,善行气血之冰、麝,共收祛瘀活血,舒筋通络,接骨生肌之效。适用于跌打损伤后,复位已正、筋已理顺的各期骨折。

2. 消定膏

[组成] 炒大黄、木耳炭、无名异、儿茶、紫荆皮各等份。

[制法] 共为细末备用。

[用法] 蜜调敷患处,3～4 日更换 1 次。

[适应证] 跌打损伤初期,红肿青紫疼痛者,骨折脱臼、软组织损伤均宜。

[方解] 损伤初期,气血两伤,局部红肿热痛,甚者瘀留滞,迁延难愈。本方以炒大黄清热活血祛瘀,木耳炭化瘀消肿,儿茶清热止血,紫荆皮、无名异活血行气,消肿止痛。全方有消瘀退肿止痛之功,新伤用之,疗效颇佳。

3. 二乌膏

[组成] 制川乌、制草乌各等份。

[制法] 共研细末。

[用法] 蜜调敷患处,2～3 日更换 1 次。如有溃疡面忌敷。

[适应证] 关节扭挫伤后期,疼痛、瘀血久不消散,冷肿不消等。

[方解] 关节扭伤,气血凝滞,寒湿袭之,冷痛甚剧,本方用川乌、草乌温热之品有良好的散寒止痛作用。

4. 二消膏

[组成] 消定膏、二乌膏各等份。

[用法] 蜜调患处 2～3 日更换 1 次,有溃疡面忌敷。

[适应证] 损伤积聚,四肢关节经久肿痛不消,局部不冷不烧者。

[方解] 本方合二乌膏与消定膏而用之,有祛风湿、消瘀肿、止疼痛之功,四肢关节损伤后期肿痛不消宜用之。

三、验案举隅

案 1

孙某,女性,65 岁,青海本地人,农村妇女。右侧膝关节肿胀疼痛就诊。

病史：既往有长期从事体力劳动病史。以右膝关节肿胀疼痛半月伴跛行就诊，1周前在当地医院行玻璃酸钠注射液右侧膝关节腔内注射，效果欠佳，前来就诊。

查体：右膝关节肿胀，走路跛行，下蹲困难，膝关节不能完全屈曲，活动时关节内有摩擦感，膝关节内、外侧压痛；X线片显示胫骨平台边缘骨质增生，MRI示关节积液，内侧半月板前角撕裂，前交叉韧带损伤；临床查体抽屉试验阴性，麦氏征试验阴性。

诊断：右侧膝关节骨性关节炎并滑膜炎。

治法：活血化瘀、消肿止痛。因患者平素胃痛不适，要求尽量不用口服药，故膝关节外用2帖二消膏外敷，每帖2～3日一换，嘱其近期休息为主，膝关节注意保暖。1周后复诊，患者膝关节肿胀明显消退，疼痛明显缓解，膝关节活动改善，再次予二消膏2帖继续外敷，嘱其可适度行走，膝关节注意保暖。后随访肿痛完全消失。

案2

刘某，男性，46岁，青海本地人，左侧踝关节骨折半年，现左侧踝关节肿胀疼痛就诊。

病史：自诉于半年前扭伤左踝关节，致左侧外踝撕脱性骨折，在外院行石膏固定4周后拆除石膏；此后每逢阴雨天，或行走过久，均感踝关节酸困、疼痛不适，近期疼痛感明显加重，口服抗炎止痛药物效果欠佳，故前来就诊。

查体：左踝关节无肿胀，内外踝无明显压痛，踝关节活动正常；X线片显示未见异常。

诊断：痹症（寒湿阻络证）。

治法：温经散寒，通络止痛。予二乌膏外敷一帖，观察病情变化，嘱其治疗期间休息。3日后复诊，诉有效果，踝关节疼痛缓解，欲再敷膏药治疗。予二乌膏5帖，每3日一换，2次敷膏药期间休息半日。1月后随诊，疼痛消失，踝关节活动如常。

（田晓舜）

第二节　散剂的使用特点及相关医案

散剂是一种中药剂型,是将中药材研磨成细粉,直接服用或外用的药物。

一、散剂的使用特点

散剂的药效较快,因为药物粉末的表面积增大,易于溶出和吸收,提高了生物利用度。散剂的用量较少,一般为汤剂的一半左右,节约了药材,也减少了药物的不良反应。散剂的服用方便,可以直接冲服,也可以装在胶囊或丸剂中服用,适合携带和长期服用。散剂的适应范围较广,可以用于治疗急性或慢性疾病,也可以用于预防或保健,还可以用于外用治疗皮肤或创伤等。

二、散剂的使用方法

冲服法:将散剂放入杯中,加入开水或温水冲服,一般每次服用3~10克,一日2~3次。

吞服法:将散剂装入胶囊或丸剂中,一次服用1~3粒,一日2~3次。

外用法:将散剂与水或其他液体调成糊状,涂于患处,或用纱布包裹后敷于患处,一日1~2次。

三、散剂的使用注意事项

散剂的贮藏应密封,防止受潮或变质。散剂的服用应遵医嘱,不要随意增减剂量或停药。散剂的服用应与饮食有一定的间隔,一般在饭前或饭后半小时服用。散剂的服用应注意配伍禁忌,不要与不相宜的药物或食物同时服用。

四、郭氏散剂经验方

1. 展筋丹(郭氏家传方)

[组成] 高丽参 15 克,珍珠 15 克,琥珀 15 克,三七粉 15 克,制乳香 15

克,制没药 15 克,血竭花 6 克,西红花 6 克,牛黄 0.3 克,麝香 0.6 克。

[制法] 依法炮制为极细末,收贮备用。

[用法] 用极细之药粉,在患处轻轻地揉摩。

[适应证] 轻度的磕碰,闪挫扭伤微肿,或不肿而痛者;关节脱臼、骨折愈后关节挛缩强直,屈伸不利,运动障碍,均宜用之。

[禁忌证] 头面、胸胁、肚腹、手掌、足底等处禁用。

[方解] 本方用西红花、三七粉、血竭花、琥珀、乳香活血散瘀;牛黄配珍珠清热解毒,消肿定痛;高丽参扶正;麝香辛散走窜,行气血而止疼痛,全方以理气活血与舒筋通络药为主。

[歌括] 展筋丹里珍珠参,琥珀乳香三七粉,西红血竭牛黄麝,散瘀通络又舒筋。

2. 创伤止血散(郭氏家传方)

[组成] 炒黄柏 30 克,炒细辛 3 克,龙骨 12 克,煅花蕊石 15 克。

[制法] 共为细末,备用。

[用法] 将药粉撒在创口上,盖上消毒纱布,3 日后换生肌散。

[适应证] 创伤出血。

[方解] 本方用炒黄柏泻火、解毒、止血;龙骨、花蕊石收敛止血;炒细辛有收口止血之效,综合全方,收口止血之效颇佳。

[歌括] 创伤止血散,黄柏细辛研,龙骨花蕊石,血止诸证安。

3. 去腐生肌散(郭氏家传方)

[组成] 归尾 15 克,雄黄 12 克,三七粉 9 克,麝香 1.5 克,冰片 1.5 克,制乳香 4.5 克,制没药 4.5 克,西红花 4.5 克,儿茶 7.5 克,朱砂 4 克。

[制法] 共为细末。

[用法] 掺撒于创面,消毒纱布覆盖。

[适应证] 伤口感染。

[方解] 本方用冰片、麝香、雄黄、朱砂疗疮毒,去腐肉;归尾、西红花、三七粉活血祛瘀,以利生肌长肉;儿茶有清热收敛之功;乳、没有消肿止痛去腐生肌之效。本方用于伤口感染,久不收口,其去腐生肌之效显著。

[歌括] 去腐生肌西红花,三七冰麝孩儿茶,朱砂雄黄归乳没,感染伤口效可夸。

4. 桃花散（郭氏家传方）

［组成］生石膏 9 克，轻粉 15 克，明雄黄 15 克，朱砂 1 克，冰片 1 克，麝香 1 克，炮象皮 3 克，珍珠 1 克。

［制法］共为细末。

［用法］撒在创口上，以消毒凡士林纱布盖上，2 日更换 1 次。

［适应证］金疮止血之后，收口缓慢时用之。

［方解］本方生石膏、珍珠合用清热解毒，收敛生肌，消肿止痛；炮象皮生肌长肉；轻粉、雄黄、朱砂合用去腐解毒；冰片、麝香合用开通经络，活血散结，消肿止痛。本方主要用于治疗外伤出血，为金疮收口之良药。

［歌括］桃花散里煅珍珠，石膏雄黄朱砂入，麝冰轻粉炮象皮，金疮收口功效殊。

5. 立马追（郭氏家传方）

［组成］朱砂 3 克，麝香 3 克，粉龙骨 21 克，土炒象皮 21 克，滑石 21 克，制乳香 21 克，制没药 21 克，皂角刺 21 克，珍珠母 21 克。

［制法］各为细末，搅匀，面粉为锭。

［用法］凡腐肉形成，插入腐肉中；如有瘘管，插入瘘管内，以凡士林纱布盖之。

［适应证］疽证溃后，经年不敛，脓水清稀，或带脓血，或毒。冰、麝开通经络，活血散结，消肿止痛。全方为金疮收口之良药。

［禁忌证］此药化腐力猛，不可插入好肉，腐肉将尽更换桃花散。

［方解］本方用朱砂清心安神，去腐解毒；麝香开窍醒神，活血通经，消肿止痛；皂刺消肿托毒，排脓杀虫；龙骨、象皮、珍珠母、滑石合用收敛生肌；乳香、没药合用行气祛瘀。全方收敛生肌之力尤甚，适用于溃疡经久不愈者。

6. 起药胜金锭（郭氏家传方）

［组成］轻粉 3 克，硇砂 6 克，炒五倍子 6 克，枯矾 6 克。

［制法］共为细末，面糊为锭。

［用法］插入腐肉内，可去腐生肌，如疮面上有浅薄腐肉，可用药粉撒之。

［适应证］金疮或疮疡溃后，腐肉形成，久不收口。

［方解］本方用轻粉、硇砂散结去腐，枯矾配五倍子收敛燥湿止痒。本方去腐收口之力较胜，用于金疮或疮疡溃后，久不收口潮湿糜烂者尤佳。

[歌括]起药胜金锭,轻粉硇砂并,枯矾五倍子,瘘夫疮口平。

五、验案举隅

王某,女性,46岁,汉族。

主诉:骨节肿痛,屈伸不利,活动受限,伴疲乏无力。

初诊(2022.4.12):患者骨节肿痛,屈伸不利,活动受限,伴疲乏无力,未予处理。当日疼痛加重,来我院就诊。既往体健,余无特殊。

查体:舌苔白润,脉沉弦或沉紧。骨节压痛(+),皮肤紫红,活动受限。辅助检查:暂无。

诊断:骨折病(气虚血瘀证);西医诊断:骨折愈后关节挛缩。

治法:活血化瘀,行气伸筋止痛。

处方:外敷展筋丹。丽参15克,珍珠15克,琥珀15克,三七粉15克,制乳香15克,制没药15克,血竭花6克,西红花6克,牛黄0.3克,麝香0.6克。6剂,日1剂,早晚使用。

二诊(2周后):患者门诊复诊,患者自诉关节疼痛较前好转,疲乏无力仍存在。予以八珍汤口服,指导患者继续加强功能训练。

三诊(6周后):患者自诉无明显疼痛不适,无明显疲乏无力。

按语:患者骨折愈后关节挛缩诊断明确,该患者骨折愈后关节挛缩,导致瘀血停滞,阻碍气机运行,瘀血更甚,最终导致气虚血瘀。中药外敷早期宜活血散瘀,行气止痛,后期以补益气血为主。

李某,男,42岁。

主诉:左下肢、足背疼痛,疲乏无力。

初诊(2022年12月3日):患者自诉于12月2日下午骑自行车不慎摔倒,左下肢外伤出血,疼痛剧烈。患者自感疲乏无力。既往体健,余无特殊。

查体:胫骨前肌腱处创伤,创伤肌肉直径达7cm,真皮损伤,脚背拇长肌腱及趾长伸肌腱红肿,左下肢比目鱼肌红肿包块。舌紫苔薄白,脉弦紧。辅助检查:暂无。

诊断：外伤出血(气虚血瘀证)；西医诊断：创伤出血。

治法：活血散瘀，消肿止痛。

处方：外敷创伤止血散。炒黄柏 30 克，炒细辛 3 克，龙骨 12 克，煅花蕊石 15 克。3 剂，日 1 剂，早晚使用。

二诊(3 日后)：患者门诊复诊，患者疼痛已减轻，伤口结痂。予生肌散 3 剂，暂停使用创伤止血散。

三诊(3 日后)：患者已无明显疼痛，伤口愈合。

按语：患者创伤出血诊断明确，该患者外伤致血不循经，导致瘀血停滞，阻碍气机运行，瘀血更甚，最终导致气虚血瘀。中药外敷早期宜活血散瘀，消肿止痛，后期以补益气血，敛疮生肌为主。

案 3

张某，男，39 岁。

主诉：右小腿上段肿痛不适，局部可见一创面，伴淡黄色渗液。

初诊(2023 年 6 月 6 日)：外伤致右小腿上段肿痛 1 个月，伤口红肿渗液 20 余日。患者神疲乏力，右小腿上段肿痛不适，局部可见一大小约 3 cm×4 cm 的创面，伴淡黄色渗液，无恶寒发热，无恶心呕吐，无腹胀腹泻，无恶心呕吐，纳眠可，二便调。近期体重无明显变化。既往体健，余无特殊。

查体：右小腿上段肿痛不适，局部可见一大小约 3 cm×4 cm 的创面，伴淡黄色渗液。舌黯红，苔白，脉细涩。辅助检查：暂无。

诊断：外伤疮疡(气虚血瘀证)；西医诊断：伤口感染。

治法：去腐生肌，消肿止痛。

处方：外敷去腐生肌散。归尾 15 克，雄黄 12 克，三七粉 9 克，麝香 1.5 克，冰片 1.5 克，制乳香 4.5 克，制没药 4.5 克，西红花 4.5 克，儿茶 7.5 克，朱砂 4 克。3 剂，日 1 剂，早晚使用。

二诊(3 日后)：患者门诊复诊，疼痛不适较前减轻，创面减小，无明显渗液，效守原方 3 剂。

三诊(6 日后)：患者无明显疼痛不适，创面结痂，嘱患者每日换药，防止感染。

按语：患者伤口感染诊断明确，创口未进行保护，导致感染，肌肉腐烂，阻碍气机运行，瘀血停滞，最终导致气虚血瘀。中药外敷早期宜去腐生肌，消肿止痛；后期以补益气血，敛疮生肌为主。

案 4

韩某，男，50 岁。

主诉：左下肢创面未愈，面色黄白，易汗出，腹部松软，双下肢浮肿，自觉双下肢发冷。

初诊（2022 年 7 月 15 日）：患者 2022 年 6 月因车祸致左下肢外伤，在他院急诊清创、抗感染、换药等治疗，治疗一月余左下肢创面迟迟无法愈合。患者面色黄白，易汗出，以头面部为主，腹部松软，双下肢浮肿，自觉双下肢发冷。既往体健，余无特殊。

查体：左下肢创面未愈合，面色黄白，易汗出，以头面部为主，腹部松软，双下肢浮肿，自觉双下肢发冷，舌淡尖红苔薄，脉略沉。辅助检查：暂无。

诊断：外伤疮疡（寒凝血瘀证）；西医诊断：金创止血后收口缓慢。

治法：收敛生肌，消肿止痛。

处方：外敷桃花散。生石膏 9 克，轻粉 15 克，明雄黄 15 克，朱砂 1 克，冰片 1 克，麝香 1 克，炮象皮 3 克，珍珠 1 克。3 剂，2 日 1 剂，以消毒凡士林纱布覆盖。

二诊：患者门诊复诊，创面较前减小，下肢浮肿减轻，双下肢发凉减轻，嘱患者效守原方 3 剂。

三诊：患者无明显疼痛不适，创面开始结痂，嘱患者每日换药，防止感染。

按语：患者金创止血后收口缓慢诊断明确，创口愈合缓慢，为血虚不能化气，气虚则寒凝，瘀血停滞，最终导致寒凝血瘀。中药外敷早期宜收敛生肌，消肿止痛；后期以补益气血，祛寒敛疮生肌为主。

案 5

胡某，男，30 岁。

主诉：左小腿及左足肿痛活动受限 10 日。

初诊：10 日前，患者驾驶汽车行进中因刹车失灵而撞车致左小腿、左足外伤,伤后昏迷约 10 分钟,醒后无再度昏迷现象,伤肢多处皮肤擦伤,左足伤口约 7 cm,出血,被紧急送到当地卫生院进行治疗。经外伤清创缝合,左小腿夹板外固定,左小腿外侧有长 2 cm 的伤口已给予缝合。现伤口有一小孔流水,挤压伤口有大量腐肉,肌内注射青链霉素,其他药物不详。患者平素有胃痛史,无其他急慢性疾病史。

查体:左小腿夹板外固定,左小腿外侧有长 2 cm 的伤口已给予缝合,现伤口有一小孔流水,挤压伤口有大量腐肉。辅助检查:暂无。

诊断:骨折病(湿火郁结证);西医诊断:左腿胫骨骨折。

治法:在麻醉下行手法复位及长腿石膏外固定。石膏固定时,膝关节应保持 15°左右轻度屈曲位。中药治以收敛生肌,消肿止痛。

处方:外敷立马迫。朱砂 3 克,麝香 3 克,粉龙骨 21 克,土炒象皮 21 克,滑石 21 克,制乳香 21 克,制没药 21 克,皂角刺 21 克,珍珠母 21 克。3 剂,日 1 剂,以消毒凡士林纱布覆盖。

二诊(3 日后):患者门诊复诊,伤口小孔无流水,腐肉减少。嘱患者效守原方 6 剂。

三诊(6 日后):患者伤口小孔结痂,腐肉减少。嘱患者每日换药,防止感染。

按语:患者左腿胫骨骨折诊断明确,创口感染,肌肉腐烂,为湿毒蕴结,损伤肌肉,化腐为脓,创口不敛。早期应该手法复位及长腿石膏外固定。石膏固定时,膝关节应保持 15°左右轻度屈曲位。中药外敷早期宜收敛生肌,消肿止痛;后期以清热利湿,解毒敛疮生肌为主。

案6

刘某,男,50 岁。

主诉:右外踝骨折术后 2 周

初诊:因"右外踝外伤后半小时"至某一级医院急诊。一个半小时后在连续硬膜外麻醉下急诊行清创＋切开复位内固定术,术后予抗炎、创面换药等治疗。现术后 2 周,患者因"右踝开放性骨折术后伤口不愈"至我院门诊就诊。专科检查:X 线片检查示:右外踝骨折后,螺钉二枚固定中,骨折断端对位良好。予换药。入院后第 3 天伤口渗液较多,皮肤清洁后在局部麻醉下取螺钉,同时继续换药、抗感染治疗,伤口愈合不佳。

查体:右外踝创口不愈合,创口长约 5 cm,伴大量脓性渗出物,创口皮缘发黑发灰,创面内部组织呈灰白色,右下肢肌力Ⅴ级,右足末梢血运及神经感觉可。辅助检查:右外踝骨折术后,骨折断端对位良好。

诊断:外伤疮疡(气虚不敛证);西医诊断:右踝开放性骨折术后伤口不愈。

治法:继续清创换药,放置引流条,加强营养,忌辛辣刺激食物。按时换药,口服消炎药预防感染,同时嘱患者避免负重运动。中药治以燥湿止痒,敛疮生肌。

处方:外敷起药胜金锭。轻粉 3 克,硇砂 6 克,炒五倍子 6 克,枯矾 6 克。3 剂,日 1 剂,撒于腐肉之上。

二诊(3 日后):患者伤口无明显渗液,创口减小。嘱患者效守原方 6 剂。

三诊(6 日后):患者伤口开始结痂,腐肉减少。嘱患者每日换药,防止感染。

按语:患者右踝开放性骨折术后伤口不愈诊断明确,创口不愈,感染渗出液体,为水湿蕴结,创口不敛。早期应改善血液循环,加强营养,按时换药,口服消炎药预防感染,中药外敷宜燥湿止痒,敛疮生肌;后期以利水渗湿,敛疮生肌为主。本案中因患者骨折对位良好,故考虑取出内植物后再促进创口愈合治疗。若切口愈合后骨折愈合欠佳,可继续石膏外固定治疗。

（马晓军）

第三节 熏洗药使用特点及相关医案

熏洗疗法属中医外治法,是将药物置于锅或盆中加水煮沸后熏洗患处的一种方法。熏洗药具有舒松关节筋络、调畅情志、疏通气血、活血止痛的作用。郭老在临床中对新伤积瘀与陈伤兼挟风湿、关节强直拘挛、疼痛麻木者应用均有良效,多用于四肢、腰背部的损伤。

一、熏洗方法

（1）熏洗：先将中草药置于锅内加水没过药面，煮沸 30 分钟，然后去渣，加入黄酒或陈醋 200 mL，先以蒸气熏蒸伤处，待温和时，四肢可用药汤淋湿或直接浸泡，躯干部可用纱布热奄。每日 2 次，每次 15～30 分钟。冬季天冷时，可在熏洗处加盖一块棉布罩，使热量不易散发。如煮洗时间不够，可再次加热，每帖药可熏 2～3 日；药汤因蒸发而减少时，可酌量加水连同药渣一起再蒸沸熏洗。

（2）湿敷洗涤：《证治准绳·疡医卷之一·淋洗》中记载："古人论疮肿初生，经一二日不退，即须用汤水淋射之。其在四肢者，濡渍之。其在腰腹及背者，淋射之。其在下部委曲者，腌渍之。无非疏导腠理，通调血脉，使无凝滞也。《集验》云：淋洗之法，每用药二两，水三升煎取一升半，去渣，以净帛或新绵蘸之，乘热洗其患处，渐觉喜，仍淋浴之，稍冷则急令再换，慎勿冷用。"多用于创伤，使用方法是"以净帛或新棉蘸药水"，洗其患处。现临床上把药制成水溶液，供创伤伤口湿敷洗涤用。

二、熏洗药分类

常用的方药可分为新伤瘀血积聚熏洗方及陈伤风湿冷痛熏洗方两种。

（1）新伤瘀血积聚者：用散瘀和伤汤、海桐皮汤、舒筋活血洗方。

（2）陈伤风湿、冷痛、瘀血者：陈伤风湿痛及瘀血已初步消散者，用洗涤汤、八仙逍遥汤、上肢损伤洗方、下肢损伤洗方，共研为细末包装，每袋 500克，分 5 次开水冲，熏洗患处。

三、熏洗疗法的优点

1. 直达病所，奏效迅捷

熏洗疗法是药物直接作用于皮肤、孔窍、腧穴等，使药物直达病所，故能充分发挥药物作用，局部疗效明显优于内治，且起效迅速。如前后二阴疾患，用熏洗、坐浴法治疗，则药专力宏，奏效迅捷。

2. 独特给药途径

熏洗疗法是药物借温热之力通过体表、孔窍直接作用于机体发挥作用，这样就避免了药物口服后被各种消化酶分解破坏的弊端,从而提高了药物的利用度。再者,对不能口服药物或鼻饲困难以及小儿难以服药者,或久病体虚或脾胃运化功能障碍,难受攻补者,均可应用。

3. 适应范围广

熏洗疗法不但直接作用于体表、孔窍、腧穴,发挥局部治疗作用,更能通过经络、气血调整内在脏腑阴阳失调、功能失常,且所用药物可随症加减且有内服药物的灵活性,这就决定了熏洗疗法具有广泛的适应证,不但适用于内、外、妇、儿、五官等各科疾病,而且还用于预防疾病,保健美容。

4. 安全稳妥,毒副作用少

熏洗疗法属于外治法,治疗过程从体表开始,这就决定了以下两点:一则药物在血中浓度很低,而在局部浓度较高,避免药物直接进入大循环而对肝、肾等脏器的毒害作用。二则可以随时观察患者的适应性和耐受性以便决定治疗的中止或延续,从而防止毒副作用的发生。正如《理瀹骈文》云"外治法治而不效,亦不致造成坏症,犹可另易他药以收效,未若内服不当则有贻误病机之弊"。

5. 廉便效验,易于推广

熏洗疗法无须特殊或昂贵的仪器和设备,使用方便,随时随地都可采用,不受环境条件的限制。很多熏洗药物药源丰富,可就地取材,减少开支。故熏洗法既简便易行,又经济实惠,且效果显著,为广大患者所喜用,有利于普及和推广。

四、注意事项

(1)"外治之理即内治之理",临证必须根据病情辨证选取适当药物,辨病选用具体操作方法,药物或寒或热,方法或熏或洗。

(2)熏洗时为防止药液蒸汽散逸,要加盖被单或用厚纸卷筒状罩住患部和盛药液的容器(如熏眼时)。

(3)治疗前询问患者药物过敏史,凡有过敏反应者不得使用致敏药物。妊娠者芳香走窜通窍之品也宜慎用或禁用。

(4)使用熏法时尽量不用秽恶难闻之品,使用洗法时不宜用对皮肤、黏膜有剧烈刺激、腐蚀性的药物。

（5）一般而言，洗法多用温热浴液；但若病情需要，如外伤后不足 24 小时等，亦可用冷浴液洗浴。

（6）若病情需要，可同时合用内治等其他疗法，以提高疗效。

（7）有些病症需延长熏蒸时间，可用铁秤砣或洗净的鹅卵石烧红，放入盆内，延长加热时间，加强蒸发。

（8）如系传染病及寄生虫病，如疥癣、滴虫感染，应消毒内衣裤等，注意个人卫生。

五、熏洗常用方剂

1. 散瘀活泛汤（《正骨心法要旨》）

［组成］番木鳖 30 克，红花 15 克，生半夏 15 克，毛姜 15 克，甘草 15 克，葱白 120 克，陈醋 500 毫升。

［用法］上药加水一盆，煮十数滚，然后加醋熏洗患处，1 日 5～6 次，1 剂洗 3 日。

［适应证］一切跌打损伤（未破者），瘀血积聚，久肿不消。

［方解］本方以红花活血，番木鳖舒筋活络，葱白通阳，生半夏有消肿散结之功，甘草调和诸药兼可清热，诸药煎汤外洗，有消肿散瘀，舒筋活络之功。

［歌括］散瘀活泛葱白煎，红夏木鳖陈醋甘，瘀血积聚毛姜洗，久肿伤痛数日痊。

2. 八仙逍遥汤（《正骨心法要旨》）

［组成］防风 12 克，荆芥 12 克，川芎 12 克，甘草 12 克，黄柏 24 克，当归 24 克，苍术 18 克，丹皮 18 克，川椒 15 克，苦参 15 克。

［用法］煎汤洗患处，每日 3～4 次，每剂洗 3 日。

［适应证］跌打损伤，肿硬疼痛及一切风湿肿疼，筋骨酸痛等。

［方解］跌打损伤之后，气血凝滞，每易感受外邪，风湿袭之，关节冷热酸痛。本方用荆芥、防风祛风；川芎、当归、丹皮活血；黄柏、苍术燥湿。全方祛风化湿散寒，跌打损伤后期用之效佳。

［歌括］八仙逍遥汤，荆防芎柏当，苦参川椒合，甘草丹皮苍。

3. 洗涤汤（郭氏家传方）

［组成］透骨草 30 克，伸筋草 30 克，泽兰 15 克，红花 15 克，当归 15 克，

刘寄奴 15 克,川断 15 克,羌活 15 克,防风 15 克。

[用法]熬水外洗,每日 3～4 次,1 剂洗 3 日。

[适应证]跌打损伤后期,关节强直,运动受限。

[方解]本方泽兰、红花、当归活血;羌活、防风、透骨草、伸筋草祛风通络;刘寄奴破血消肿;续断补肾壮腰。全方疏利关节筋络,活血止痛之效甚强,损伤后期关节强直,筋骨不利用之。

[歌括]洗涤汤中用泽兰,伸筋透骨归羌断,防风红花刘寄奴,伤后痉挛勤洗煎。

4. 上肢损伤洗方(郭氏经验方)

[组成]荆芥 15 克,防风 15 克,伸筋草 30 克,透骨草 15 克,千年健 15 克,升麻 15 克,桂枝 15 克,钩藤 30 克,苏木 30 克,川椒 15 克,威灵仙 15 克。

[用法]煎汤外洗患肢,每日 3～4 次,1 剂洗 3 日。

[适应证]损伤后期,上肢骨折或脱臼已愈,关节强直,扭伤后筋络挛缩,酸痛不止。

[方解]本方用荆芥、防风、钩藤、威灵仙祛上部之风;伸筋草、透骨草祛风通络,活血止痛;苏木活血祛瘀,消肿止痛;桂枝温经通脉;川椒散寒止痛;升麻清热解毒;千年健补肾壮筋骨。全方祛风散寒,舒筋活血,适用于损伤后期,上肢挛缩酸痛不止者。

[歌括]上肢损伤筋痛酸,伸筋透骨威灵仙,川椒钩藤并苏木,荆芥防风千年健。

5. 上肢化瘀洗方(郭氏家传方)

[组成]苏木 30 克,羌活 15 克,防风 15 克,山栀 12 克,制乳香 15 克,制没药 15 克,毛姜 15 克。

[用法]煎汤外洗,每日 3～4 次,1 剂洗 3 日。

[适应证]扭闪挫伤,局部肿胀疼痛;损伤后期关节强直,血络不和等。

[方解]本方用羌活祛上部之风;苏木活血祛瘀,消肿止痛;乳香、没药行气活血止痛;山栀消肿活络;骨碎补补肾坚骨,活血疗伤。全方祛风活血,散瘀通络,适用于上肢损伤之后,血络不活,筋骨酸痛者。

[歌括]上肢化瘀用毛姜;苏木乳没栀姜防,七味煎洗活血络,损伤瘀血功效强。

6. 下肢损伤洗方（郭氏经验方）

［组成］伸筋草 30 克，透骨草 30 克，五加皮 15 克，海桐皮 15 克，三棱 15 克，莪术 15 克，秦艽 15 克，苏木 30 克，红花 15 克，木瓜 15 克，牛膝 15 克。

［用法］熬水外洗，每日 3～4 次，1 剂洗 3 日。

［适应证］下肢骨折、脱臼、扭伤后筋络挛缩，关节强直酸痛不止。

［方解］本方用伸筋草、透骨草祛风通络，活血止痛；秦艽、海桐皮、五加皮祛下部之风湿；苏木、红花祛瘀；三棱、莪术通经络，消瘀血；木瓜、牛膝补肾壮骨，舒筋活络。全方善于通经活络。

［歌括］上肢损伤海桐皮，伸筋透骨瓜牛膝，苏木棱莪秦艽使，红花五加共煎洗。

7. 下肢活络洗方（郭氏家传方）

［组成］苏木 30 克，木瓜 15 克，牛膝 15 克，大力草 15 克，凤仙草 30 克，川椒 15 克，卷柏 30 克，毛姜 15 克，防风 15 克。

［用法］熬水外洗，每日 3～4 次，1 剂洗 3 日。

［适应证］下肢损伤后，筋络挛缩，关节强直，冷痛、酸痛者。

［方解］本方用苏木、凤仙草、卷柏、当归活血；木瓜、牛膝舒筋活络；川椒散寒；防风祛风；毛姜补肾壮骨，又可活血疗伤；大力草消炎镇痛。全方活血通络，适用于下肢损伤，后期筋络不利，擦肿不消，风寒外袭，冷痛不止者。

［歌括］下肢活络大力草，防风苏木卷柏椒，毛姜归防风仙草，活血通络冷痛消。

六、验案举隅

刘某，男，32 岁，工人。

初诊（2015 年 1 月）：患者于工作时，被皮带卷伤左肱二头肌腱，经多方治疗，疗效不显。

查体：就诊时患肢肩、肘、腕部活动不利，上举、旋后、前伸运动无力，表皮色泽淡白，指尖暗紫色，温差，并疼痛，麻木不仁，各种肌腱反射阳性，肌张力低下。舌暗，苔白，脉弦涩。

诊断：筋痹 寒凝血瘀证

治法：祛风散寒，舒筋活血。

处方：上肢损伤洗方。荆芥 15 克,防风 15 克,伸筋草 30 克,透骨草 15 克,千年健 15 克,升麻 15 克,桂枝 15 克,钩藤 30 克,苏木 30 克,川椒 15 克,威灵仙 15 克。煎汤外洗患肢,每日 3～4 次,1 剂洗 2 日。

二诊：3 剂后疼痛、麻木明显减轻,关节部位活动较前自如,表皮色泽渐转华,诸症悉减。继上方 10 剂,患侧功能恢复,肌张力明显提高,能压伸、上举、旋后并能握物。嘱其加强功能锻炼以善其后。

按语：患者左肱二头肌腱损伤,乃气滞血麻、痹阻经脉所致,故用荆芥、防风、钩藤、威灵仙祛上部之风;伸筋草、透骨草祛风通络,活血止痛;苏木活血祛瘀,消肿止痛;桂枝温经通脉;川椒散寒止痛;升麻清热解毒;千年健补肾壮筋骨。全方祛风散寒,舒筋活血,有利于肌腱功能恢复。

（党彦峰）